GÜNTHER H. HEEPEN

Schüßler-Salze für die Schönheit

THEORIE

Ein Wort zuvor 5

LÄNGER SCHÖN
MIT SCHÜSSLER-SALZEN 7

Dr. Schüßlers Salze mit Beauty-Effekt . . . 8
Schüßler-Salze – Multitalente im Körper   9
Was sind Schüßler-Salben? 11
> Anwendung und Einnahme 12
Salze und Salben für die Schönheit 13
Unsere Haut – ein Wunderwerk 13
> Schüßler-Salben für jeden Hauttyp . . . 19

Die biochemischen Salze und Salben 22
Nr. 1 Calcium fluoratum D12 23
Nr. 2 Calcium phosphoricum D6 25
Nr. 3 Ferrum phosphoricum D12 26
Nr. 4 Kalium chloratum D6 27
Nr. 5 Kalium phosphoricum D6 28
Nr. 6 Kalium sulfuricum D6 28
Nr. 7 Magnesium phosphoricum D6 29
Nr. 8 Natrium chloratum D6 30
Nr. 9 Natrium phosphoricum D6 31
Nr. 10 Natrium sulfuricum D6 32
Nr. 11 Silicea D12 33
Nr. 12 Calcium sulfuricum D6 34
Intakte und gesunde Haut mit den
12 Ergänzungssalzen 35

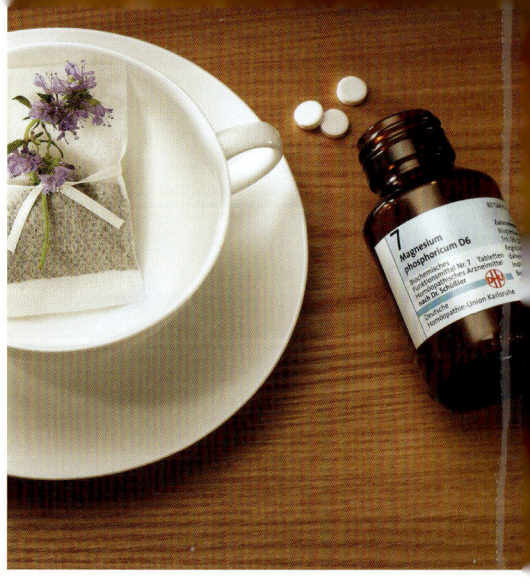

PRAXIS

SCHÜSSLER-SALZE
BEI HAUTPROBLEMEN 41

Ein strahlendes Gesicht
dank Schüßler-Salzen 42
Augenprobleme 43
Bindegewebsschwäche 44
Falten, fettige Haut und mehr 48
Lippenprobleme 55
Sommersprossen und Co. 56
> Beauty für sie 57

Zeitlose Schönheit
für den ganzen Körper 58
Bindegewebsschwäche 59
Fleckige Haut 63
Hautprobleme am Körper 65
Schwitzen, übermäßiges 72
Sonnenbrand 73
> Beauty für ihn 75

SPEZIELLE KUREN
UND ANWENDUNGEN 77

Schüßler-Kuren für die Schönheit 78
Adipositas-Kur bei Gewichts-
problemen. 79
Anti-Pickel-Kur 80
Entschlackungskur. 81
Haut-Regenerationskur. 82
Sulfat-Kur zur Entgiftung 83
Venen-Kur. 84
> Bäder fördern Ihren Kur-Erfolg 85

Salze und Heilpflanzen –
ein starkes Team 86
Hautprobleme 87
Stoffwechsel, träger 90
Venenprobleme 93

Schöne Haare mit Schüßler-Salzen 94
Haarausfall 95
Haarprobleme 96
Schuppen und Co. 99

Gesundheit für Hände und Füße 100
Hautprobleme an Händen und
Füßen 101
Hautwucherungen 103
Nagelprobleme 105
> Nägel richtig pflegen 107

Unterstützende Beauty-Maßnahmen. . . 108
Bewegen für die Schönheit 109
Essen Sie sich schön 110
> Wie sich Vitaminmangel an Haut
und Haaren zeigt 115
Begleitende Anwendungen 116

SERVICE

Bücher, die weiterhelfen 120
Adressen, die weiterhelfen. 121
Register 122
Impressum 127

DER AUTOR

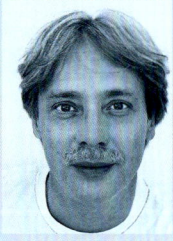

Günther H. Heepen ist Heilpraktiker und Kognitiver Verhaltenstherapeut sowie Buchautor und Medizinjournalist. Bis Ende 2007 führte er seine Praxis über 15 Jahre lang in Tuttlingen, seit 2008 ist er in Bamberg. Heepen ist außerdem als Referent für den Biochemischen Bund Deutschlands e. V. und die Deutsche Homöopathie-Union (DHU) im In- und Ausland tätig. Er ist aus mehreren Hörfunk- und Fernsehauftritten als Experte für Schüßler-Salze bekannt. Der Autor ist außerdem Chefredakteur der biochemischen Zeitschrift »Weg zur Gesundheit« sowie Fachbeirat und Pressesprecher im Biochemischen Bund Deutschlands e. V. In den vergangenen Jahren sind über ein Dutzend erfolgreicher Titel von ihm im GRÄFE UND UNZER VERLAG zum Thema Schüßler-Salze erschienen.

EIN WORT ZUVOR

Schönheit ist in, und Anti-Aging-Mittel hatten noch nie so einen hohen Stellenwert. Die Kosmetikbranche wirbt mit Anti-Falten-Cremes für junges, faltenfreies Aussehen – oft für unglaublich viel Geld. Man geht auf Botox-Partys wie früher auf Tupperpartys®. Dabei wird vergessen, dass Botox eines der gefährlichsten Lebensmittelgifte ist: Ein Gramm kann eine Million Menschen töten! Im Gesicht lähmt es nur die Muskeln. Dadurch verschwinden Stirnrunzeln und Mimikfalten. Das Gesicht wird maskenhaft, der Blick starr. Ist das jugendliches Aussehen?
Viele Menschen kennen die Schüßler-Salze von der natürlichen Behandlung ihrer Alltagsbeschwerden. Weniger bekannt ist, dass man diese Multitalente auch im Schönheitsbereich einsetzen kann. Der Beauty-Erfolg lässt sich noch toppen, wenn Salze und Salben mit wirkungsvollen, wunderbar duftenden Pflanzenölen, Kräuterextrakten, hochwertigen Vitaminen und den richtigen Nährstoffen kombiniert werden. Aber vergessen wir nicht, dass die Haut mehr ist als nur ein Schutzorgan. Sie ist der Spiegel der Seele. Unstimmigkeiten im Inneren, ob psychischer oder physischer Natur, zeigen sich am schnellsten über die Haut.
Dieses Buch will Ihnen zeigen, wie Sie Ihre Haut mit Schüßler-Salzen und -Salben schnell und effektiv heilen und regenerierend pflegen können. Ich stelle Ihnen in diesem Ratgeber Rezepturen vor, in denen die Salze und Salben mit wirkungsvollen Heilpflanzen, ätherischen Ölen, Tees und anderen Zubereitungen kombiniert werden. Sie sind über Jahre entstanden und erprobt – sanft und wirkungsvoll wird die Hautfunktion durch rein natürliche Inhaltsstoffe unterstützt und verbessert. Mit diesem Buch können Sie sich ein umfassendes individuelles Schönheitsprogramm zusammenstellen. Ich wünsche Ihnen, dass Sie damit dauerhaft Attraktivität ausstrahlen.

Günther H. Heepen

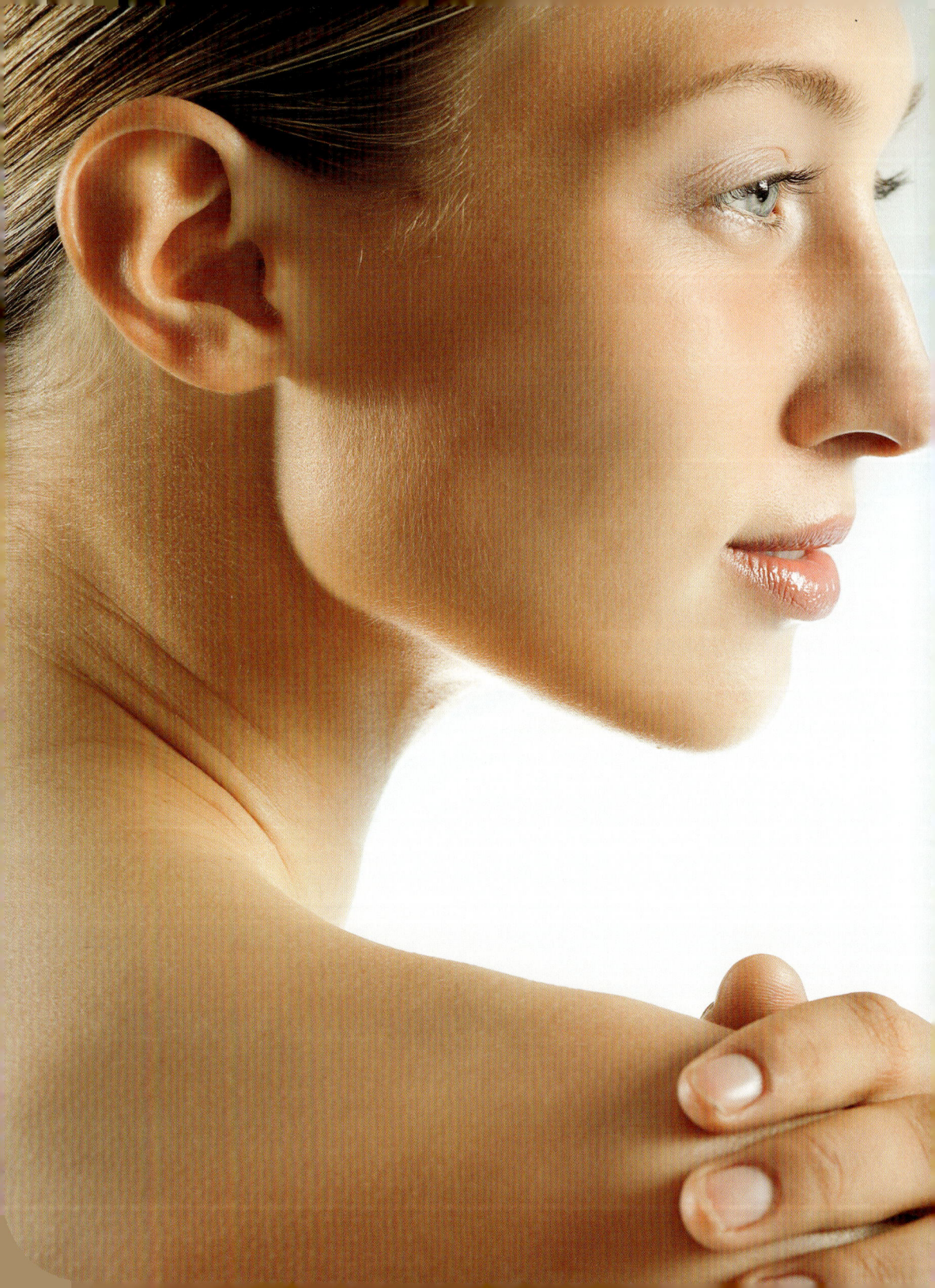

LÄNGER SCHÖN MIT SCHÜSSLER-SALZEN

Schüßler-Salze und -Salben sind nicht nur fantastische Heilmittel bei zahlreichen Beschwerden. Sie sind ebenso genial, wenn es um unsere Schönheit geht. Lassen Sie sich überraschen.

Dr. Schüßlers Salze mit Beauty-Effekt 8

Die biochemischen Salze und Salben 22

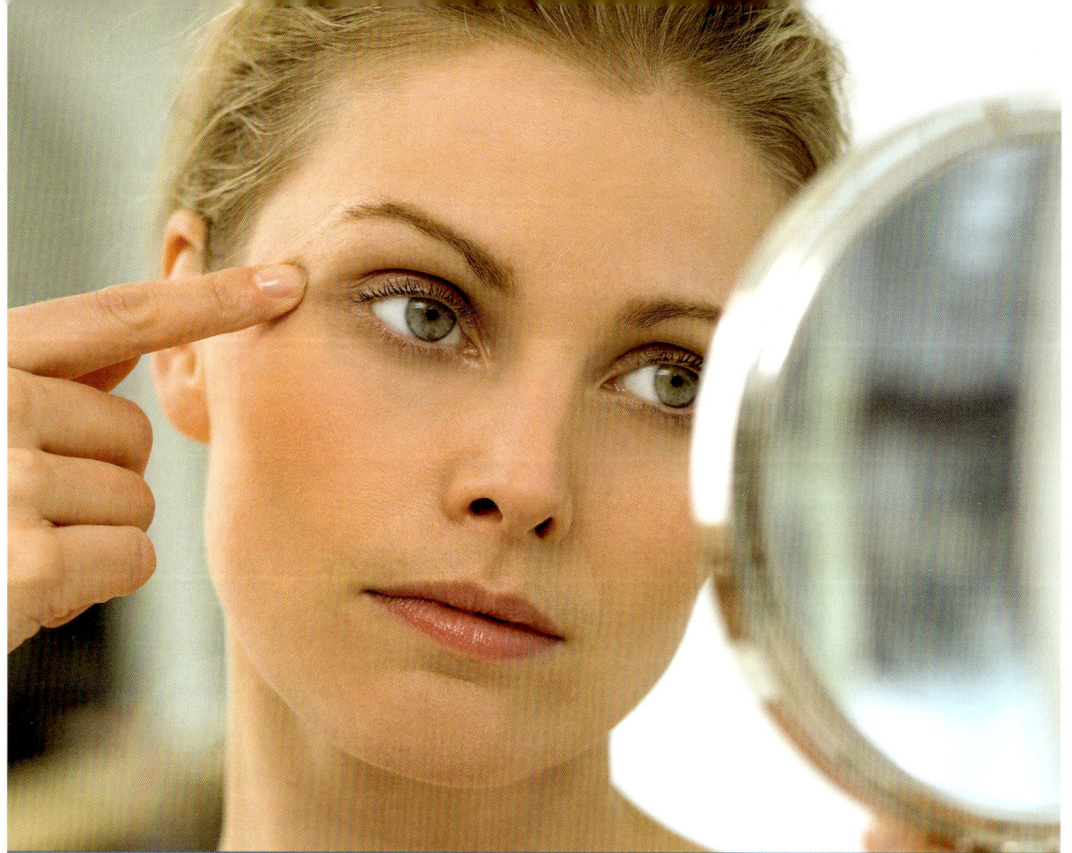

Dr. Schüßlers Salze
mit Beauty-Effekt

Schüßler-Salze und Schüßler-Salben, benannt nach ihrem Entdecker Dr. med. Wilhelm Heinrich Schüßler (1821–1898), haben in den vergangenen zehn Jahren eine Renaissance erlebt. Von vielen Menschen werden sie geschätzt und als wirkungsvolle Hilfe bei zahlreichen Alltagsbeschwerden eingesetzt. Doch sie können noch mehr. Auch für unsere Schönheit spielen sie eine wichtige Rolle. Mich überrascht deshalb nicht, dass manche sie als ihre Wundersalze bezeichnen, denn das ist nicht übertrieben!

Schüßler-Salze – Multitalente im Körper

Schüßler-Salze sind Mineralsalze. Sie ermöglichen nicht nur lebenswichtige Funktionen in unserem Körper, sondern sie regulieren Fehlfunktionen und beseitigen Störungen. Es sind kleine Multitalente, die überall im Organismus vorhanden und notwendig sind. Geht es um die Haut- oder Haarneubildung, um Wachstum und Stoffwechsel, um Falten, Besenreiser oder trockene Haut oder um Beschwerden – Schüßler-Salze helfen, da sie ein Ungleichgewicht der Mineralsalze austarieren und somit Heilung und Wiederherstellung ermöglichen. Ich möchte Ihnen exemplarisch das Salz Nr. 8 Natrium chloratum D6 vorstellen, damit Sie verstehen, was ich mit Regulation im Körper meine. Es reguliert die Feuchtigkeit von Haut und Schleimhaut. Fehlt dieses Salz im Körper oder ist es aufgrund von Störungen nicht zur rechten Zeit dort, wo es wirken soll, haben Sie eine trockene Haut und spröde Lippen.

Was sind Schüßler-Salze?

Die Schüßler-Salze gehen zurück auf Dr. Schüßler, einen praktischen Arzt, der in Oldenburg/Norddeutschland praktizierte. Er entdeckte, dass zwölf Mineralsalze in Geweben und Organen des Menschen besonders wichtig sind und lebenserhaltende und aufbauende Prozesse ermöglichen. Diese zwölf Salze nennt man die zwölf Basissalze. Später fanden seine Nachfolger heraus, dass weitere Salze in den menschlichen Geweben vorkommen. Da sie aber nicht dieselbe Bedeutung haben wie die Basissalze, werden sie Er-

---

WIRKUNGSWEISE DER SCHÜSSLER-SALZE

Schüßler-Salze entsprechen, chemisch gesehen, echten Salzen. Das heißt, sie sind Verbindungen, die in einer wässrigen Lösung in positiv (Kationen) und negativ geladene Ionen (Anionen) zerfallen. Beim Kochsalz, Natriumchlorid (Schüßler-Salz Nr. 8), entspricht Natrium dem Kation und Chlor dem Anion. Dieses Wissen ist wichtig, um die Wirkungsweise zu verstehen. Damit Mineralstoffe in die Zelle gelangen können, müssen sie die Zellhülle durchdringen. Und das gelingt ihnen nur in gelöster, das heißt in Ionenform.

---

gänzungsmittel genannt – sie ergänzen die Behandlung mit den Basissalzen (Funktionsmitteln). In diesem Ratgeber stelle ich Ihnen alle 24 Salze unter dem Beauty-Aspekt vor.

Herstellung der Schüßler-Salze

Dr. Schüßler entdeckte, dass die von ihm als wichtig erkannten Salze eine ganz besondere Eigenschaft aufweisen müssen, damit sie optimal im Körper wirken: Sie müssen immer wieder zerkleinert, also zerrieben werden, bis sie so feinstofflich verdünnt sind, dass sie von der Haut und Schleimhaut besonders gut aufgenommen werden. Dazu bediente er sich des homöopathischen Herstellungsverfahrens, da er keine andere Methode der Teilchenzerkleinerung kannte.

In der Homöopathie, einem Naturheilverfahren, das von dem deutschen Arzt Dr. Samuel Hahnemann (1755–1843) entwickelt wurde, werden die Ausgangssubstanzen (etwa ein Mineralsalz) schrittweise in Zehner- oder Hunderterschritten mit Milchzucker verrieben und so verdünnt. Schüßler-Salze werden nur in Zehnerschritten (Dezimalschritten) verrieben. Die Häufigkeit der Verreibung wird mit einem D für Dezimalpotenz und der Zahl der Verreibungsschritte gekennzeichnet. D3 bedeutet eine Verreibung/Verdünnung von 1:1000. Schüßler-Salze werden in der Regel in den Potenzen D6 (Ausnahme Nr. 1, Nr. 3 und Nr. 11 – diese in D12) eingenommen. Bei den Salben gibt es nur die Potenz D4. Diese höhere Konzentration des Salzes in der Salbe hat sich für die äußerliche Anwendung bewährt.

Je feiner ein Salz aufgeschlossen ist, desto intensiver und tief greifender kann es im Organismus wirken. Was Schüßler damit meinte, nennen wir heute Bioverfügbarkeit (siehe links) eines Stoffes.

BIOVERFÜGBARKEIT
Hohe Bioverfügbarkeit bedeutet, dass ein Stoff sehr gut vom Körper aufgenommen wird und relativ schnell und zu einem großen Anteil an seinen Wirkungsort gelangt.

Einnahme der Schüßler-Salze

Die Schüßler-Salze werden heute noch so eingenommen, wie Dr. Schüßler es empfohlen hat. Damit das Mineralsalz möglichst schnell vom Körper aufgenommen wird und in das Blut gelangt, lässt man die Tabletten im Mund zergehen. Werden mehrere Tabletten über den Tag verteilt empfohlen, nehmen Sie immer nur eine Tablette in den Mund. Bei drei Tabletten als Tagesdosis bedeutet das, dass Sie eine Tablette morgens, die zweite mittags und die dritte abends einnehmen. Werden sechs Tabletten empfohlen, dann nehmen Sie jeweils morgens, mittags und abends zwei Tabletten ein, allerdings immer mit einem Abstand von etwa einer Stunde zwischen beiden Tabletten. Zur Dosierung siehe Seite 12.

Was sind Schüßler-Salben?

Zu Zeiten Dr. Schüßlers gab es noch keine Salben. Sie wurden Mitte des vergangenen Jahrhunderts von seinen Nachfolgern entwickelt, da Umschläge mit in Wasser aufgelösten Tabletten umständlich anzuwenden waren. In den Schüßler-Salben sind die Salze in Vaselin und Paraffin als Salbengrundlage gelöst und gelangen so optimal in die Haut. Die Salben sind angenehm aufzutragen und ziehen gut in die Haut ein. Unverträglichkeitsreaktionen auf die Salbengrundlage habe ich in meiner Praxis bislang nicht festgestellt. Schüßler-Salben pflegen die Haut schonend, und Sie geben ihr mit den Salzen wichtige Nährstoffe.

Schüßler-Lotionen: Für die Ganzkörpereinreibung gibt es fertig in Ihrer Apotheke von den beiden Schüßler-Salzen Nr. 1 und Nr. 11 Körperlotionen (Lotion Nr. 1, Lotion Nr. 11). Sie ziehen optimal in die Haut ein und können großflächig aufgetragen werden (siehe Seite 24). Von den anderen Salzen können Sie sich selbst eine Lotion herstellen (siehe Seite 105).

GU-ERFOLGSTIPP   DER SCHÜSSLER-BEAUTY-DRINK

Dies ist ein Tipp für Berufstätige. Falls Sie mehrere Salze einnehmen, können Sie nach der in Indien gebräuchlichen Methode vorgehen: Lösen Sie die Tagesdosis aller Salze in 0,25 Liter heißem Wasser auf, füllen Sie die Lösung in eine Flasche, und trinken Sie diese bis zum Abend aus.

> Nehmen Sie bis zum Abend möglichst oft einen kleinen Schluck aus der Flasche, und zwar in etwa gleichen Abständen über den ganzen Tag verteilt.
> Schütteln Sie die Flasche vor jedem Schluck.
> Speicheln Sie jeden Schluck gründlich ein, bevor Sie ihn trinken.

Anwendung und Einnahme

Die Dosierung hängt davon ab, ob Sie akute oder chronische Beschwerden haben. Bei akuten Beschwerden werden die Salze häufiger eingenommen, bei chronischen genügt eine geringere Dosierung (Regeldosierung). Diese Angaben gelten immer dann, wenn bei den Beschwerden nichts anderes angegeben ist.

Dosierung bei akuten Beschwerden

Als akut werden Beschwerden bezeichnet, die plötzlich auftreten, aber ebenso schnell wieder abklingen können. Zum Beispiel ist ein übler Pickel eine akute Beschwerde. Für die schnelle Hilfe mit Schüßler-Salzen bedeutet das, dass Sie am ersten Tag jede viertel, halbe oder ganze Stunde eine Tablette einnehmen (je nach Art der Beschwerde), dann können Sie die Abstände zwischen der Einnahme der Tabletten verlängern auf eine halbe bis eine Stunde. Diese Form der Einnahme habe ich der Vollständigkeit halber erwähnt. Die Akutdosierung ist für die meisten in diesem Buch genannten Hautbeschwerden nicht geeignet, da diese über Jahre entstanden sind (etwa Falten).

Dosierung bei chronischen Beschwerden (Regeldosierung)

Unter dem Beauty-Aspekt betrachtet sind Haut- und Schönheitsprobleme meist »chronische« Beschwerden. Das heißt, sie haben sich über Monate oder gar Jahre entwickelt und müssen auch über einen längeren Zeitraum hinweg behandelt werden – nämlich über mehrere Wochen, manchmal auch einige Monate. Allerdings sollten Sie nach acht bis zwölf Wochen einen Erfolg verspüren, sonst war die Wahl des Salzes falsch.

> Nehmen Sie je Salz drei bis sechs Tabletten über den Tag verteilt ein.
> Nehmen Sie ein oder zwei Salze gleichzeitig ein, rate ich, je sechs Tabletten eines Salzes einzunehmen. Sind es drei oder mehr Salze (das hängt immer von Ihrem Problem ab), lutschen Sie je Salz drei Tabletten.

Heiße Sieben

Lösen Sie 10 Tabletten des jeweiligen Salzes in einem Glas mit heißem Wasser auf und trinken Sie es schluckweise leer.

Dosierung der Schüßler-Salben

> Bei akuten Beschwerden wie Verletzungen oder Hautrissen tragen Sie die Salbe mehrmals täglich dünn auf.
> Bei chronischen Beschwerden legen Sie entweder über Nacht einen Salbenverband an (siehe Seite 29), oder Sie tragen die Salbe morgens und abends dick auf.

Salze und Salben für die Schönheit

Mit Schüßler-Salzen lassen sich viele Alltagsbeschwerden lindern oder heilen. Weniger bekannt ist, dass die potenten Salze und ihre Salben auch für die Schönheit von Haut, Haaren und Nägeln eine große Rolle spielen. Das ist logisch, denn sie kommen ja überall im Körper vor und sind Bausteine von Haut, Haaren, Muskeln, Bändern, Sehnen, Knochen und Bindegewebe. Sie gleichen Fehlfunktionen aus, festigen erschlafftes Gewebe und erweichen es, wo es zu hart ist (zum Beispiel Hornhaut). Sie fördern das Haarwachstum, verschönern Finger- und Zehennägel, machen die Haut im Gesicht und am Körper gesund und geschmeidig. Sie kräftigen das Bindegewebe und wirken gegen Gewebeerschlaffung (zum Beispiel bei Mimikfalten) aufgrund ihrer stabilisierenden Eigenschaften. Und sie lassen Hautirritationen nach und nach verschwinden. Das Tolle an den Schüßler-Salzen ist, dass sie Ihrem Körper auf natürliche Weise guttun: ohne Chemie, belastende Konservierungsstoffe und Farbstoffe. Wenn Sie die Salze einnehmen, wandern diese durch Ihren Körper und wirken dort, wo sie gebraucht werden. Ohne diese Salze des Lebens wären weder Gesundheit noch Schönheit denkbar.

Unsere Haut – ein Wunderwerk

Im Folgenden möchte ich Ihnen die Haut und ihren Aufbau vorstellen (siehe Illustration Seite 14). Dabei lernen Sie auch einige Begriffe kennen, die immer wieder im Buch auftauchen.

Die Haut unseres Körpers umfasst eine Fläche von rund zwei Quadratmetern. Sie wehrt belastende Mikroorganismen durch ihren Säureschutzmantel ab (siehe Seite 15), verhindert das Austrocknen des Körpers und hält chemische und physikalische Einflüsse ab. Zudem dient sie der Wärmeregulation und als Fettspeicher und ist ein wichtiges Immunorgan.

Allerdings stellt die Haut keine unüberwindbare Barriere dar. Wasser und darin gelöste Stoffe werden über die Haut ausgeschieden (zum Beispiel Schweiß), und fettlösliche Stoffe können ins Innere transportiert werden. Letzteres ist wichtig für die Behandlung der Haut mit Salben und Lotionen.

TIPP

Um den Beauty-Effekt zu toppen, kombiniere ich die Salze und Salben mit wirkungsvollen pflanzlichen Zubereitungen, wie ätherischen oder fetten pflanzlichen Ölen, Kräutertees oder als Hautpackungen.

HAUTAUFBAU

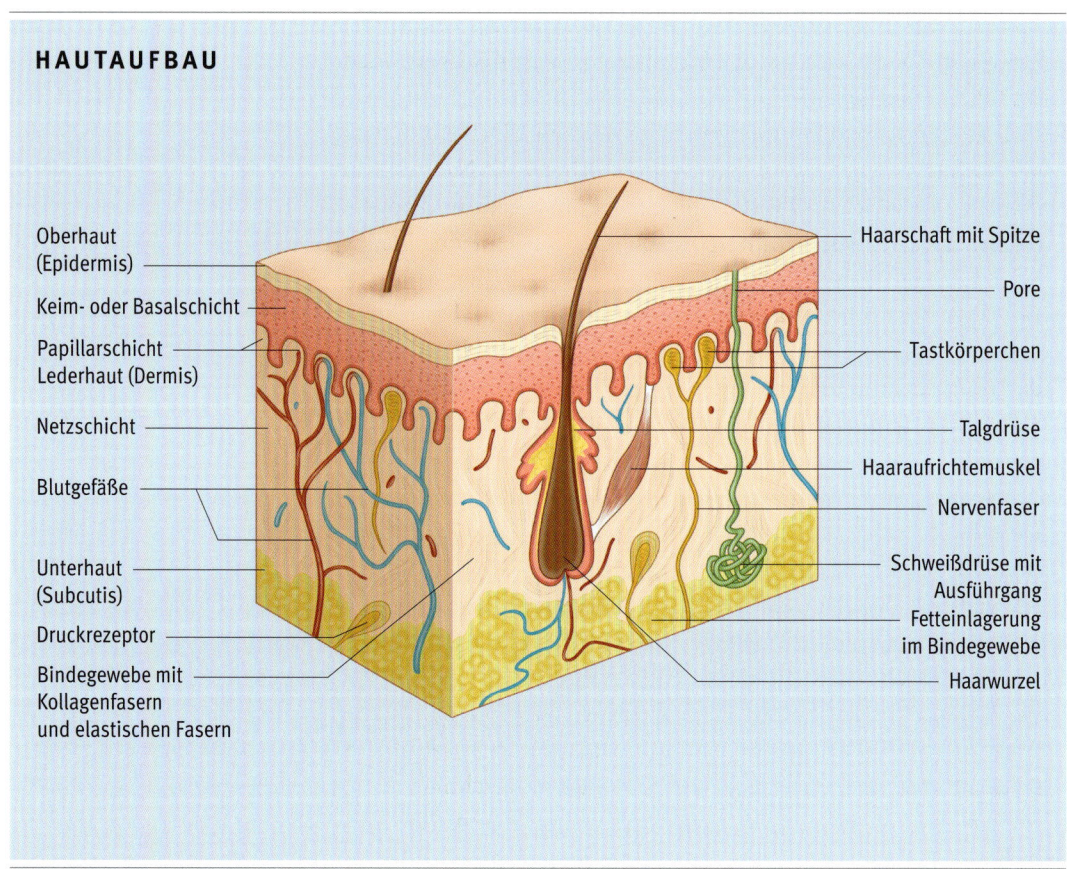

Oberhaut (Epidermis)

Keim- oder Basalschicht

Papillarschicht
Lederhaut (Dermis)

Netzschicht

Blutgefäße

Unterhaut (Subcutis)

Druckrezeptor

Bindegewebe mit Kollagenfasern und elastischen Fasern

Haarschaft mit Spitze

Pore

Tastkörperchen

Talgdrüse

Haaraufrichtemuskel

Nervenfaser

Schweißdrüse mit Ausführgang

Fetteinlagerung im Bindegewebe

Haarwurzel

Die Haut besteht aus drei Schichten. Die Oberhaut schützt gegen Umwelteinflüsse, die Lederhaut sorgt für Elastizität, die Unterhaut dient der Wärmefunktion.

Aufbau der Haut

Die Funktionen der Haut hängen mit ihrem Aufbau und ihrer Struktur zusammen. Die Haut besteht aus drei Schichten:

> Oberhaut (Epidermis): Sie ist etwa 0,1 Millimeter dick. Sie schützt durch die Hornschicht den Körper vor Austrocknung und verhindert das Eindringen von schädlichen Stoffen wie Krankheitskeimen. Sie besteht aus zwei Schichten. In der unteren Keim- oder Basalschicht werden laufend neue Zellen gebildet. Diese wandern Richtung Hautoberfläche, zur sogenannten Hornschicht. Dabei durchlaufen sie einen Reifungsprozess. Sie geben ins Zellinnere Hornsubstanz ab, nach außen Fett. In der

Hornschicht angekommen, werden diese Zellen als tote Hautschuppen abgestoßen. In der Keimschicht liegen Nervenenden und Pigmentzellen.

> Lederhaut (Corium oder Dermis): Sie weist eine Dicke von etwa 0,5 Millimetern auf und versorgt die Oberhaut mit Nahrung. In der Lederhaut liegen Sinneszellen wie Temperatur- und Vibrationsrezeptoren oder Tastkörperchen, die Wurzeln der Haare, Schweiß- und Talgdrüsen sowie Nerven und Blutgefäße. Die Lederhaut besteht aus der Netzschicht und der Papillarschicht. Letztere bewirkt eine enge Verzahnung mit der Oberhaut. In der Netzschicht liegen eingebettet in Bindegewebe (siehe auch Seite 36) Kollagenfasern, die Wasser speichern und dem Bindegewebe Festigkeit verleihen, und elastische Fasern, die das Bindegewebe elastisch und straff halten.

> Unterhaut (Subcutis): Sie ist etwa 0,2 Millimeter dick und besteht aus lockerem Bindegewebe, in das Fettgewebe eingelagert ist, wodurch sie Wärmefunktion hat.

Säureschutzmantel der Haut

Darunter versteht man die schwach saure Reaktion der Hautoberfläche, die durch Absonderungen der Hautdrüsen, etwa Schweiß, entsteht. Der Säureschutzmantel ist die wichtigste Barriere, um die Haut vor Umwelteinflüssen zu schützen. Häufiges Waschen oder Duschen kann ihn verringern. Als Folge davon wird die Haut empfindlich und trocknet schneller aus. Mithilfe von Lotionen, die Milchsäure enthalten, kann die Haut den Säureschutzmantel wieder regenerieren. In der Apotheke gibt es Lotionen und Salben, die natürliche Milchsäure (aus Sauermilchmolkenkonzentrat) enthalten (Bezugsquellen siehe Seite 121).

Wenn die Haut altert

An der Hautalterung ist das Bindegewebe beteiligt. Wie sein Name besagt, verbindet es alle Körperzellen miteinander. Ist es schwach, weil

GUT FÜR DIE HAUT

Schüßler-Salze unterstützen nicht nur die vielen Funktionen, die in Ober-, Leder- und Unterhaut ablaufen, sondern sie stabilisieren die bindegewebigen Fasern. Vor allem die Salze Nr. 1 Calcium fluoratum D12 und Nr. 11 Silicea D12 tragen wesentlich zur Festigung der Kollagen- und elastischen Fasern bei.

seine elastischen oder festigenden Fasern in ihrer Funktion nachlassen, treten Krampfadern, Besenreiser, Couperose, Cellulite, Hämorrhoiden, Organsenkung, Leistenbruch, Senkspreizfuß oder Arthrosen auf. Bei Bindegewebsschwäche handelt es sich um eine konstitutionsbedingte Schwäche des Stützgewebes. Unter Konstitution versteht man die anlagebedingten Stärken und Schwächen eines Menschen. Zudem leisten Schlackenstoffe durch Übersäuerung des Körpers der Bindegewebsschwäche Vorschub, denn diese Abfallstoffe werden zwischen den Zellen abgelagert.

Wie Falten entstehen

Ab dem 25. Lebensjahr reduziert sich die Zellproduktion in der Basalschicht, die Kollagenfasern verlieren ihre Wasserspeicher-

ZEITSKALA DER HAUTALTERUNG

Das renommierte Pariser Hautforschungsinstitut C.E.R.I.E.S. hat in einer wissenschaftlichen Untersuchung festgestellt, dass man verschiedene Hautalterungsprozesse bestimmten Altersphasen zuordnen kann.

25. bis 40. Lebensjahr:
> Die Kollagen- und elastischen Fasern beginnen zu ermüden.
> Es zeigen sich erste Fältchen um die Augen und an der Oberlippe, zwischen den Augenbrauen können Falten entstehen.
> Die Wasserspeicherfähigkeit der Haut sinkt allmählich.

41. bis 50. Lebensjahr:
> Die Zellteilung ist verlangsamt, dadurch gelangen nicht mehr so schnell neue Zellen an die Hautoberfläche.
> Die elastischen Fasern bilden sich zurück, die Haut verliert an Spannkraft.
> Die Wasserspeicherfähigkeit geht noch mehr zurück.
> Die Haare beginnen zu ergrauen, unter den Augen bilden sich Falten und Tränensäcke.

Ab dem 51. Lebensjahr:
> Die Hormonproduktion sinkt, bei Frauen mit den Wechseljahren, wodurch die Haut noch schneller altert.
> Falten lassen sich nicht mehr glätten; vor allem um die Lippen und als Krähenfüße um die Augen sind sie deutlich sichtbar.
> Durch den sinkenden Wasser- und Fettgehalt wird die Haut trocken.
> Die Wangen werden schlaff, erste Altersflecken erscheinen.

fähigkeit, die Elastizität der Lederhaut lässt nach. Und die polsternde Fettschicht wird dünner. Dies alles hat zur Folge, dass die Haut trocken, dünn und schlaff wird und Falten schlägt. Da diese Prozesse über Jahre hinweg stattfinden, lässt sich eine Zeitskala (siehe Info links) aufstellen.

Die Faltenbildung ist ein normales Geschehen. Allerdings beschleunigen verschiedene Faktoren – neben der genetischen Veranlagung – diesen Vorgang. Um die Haut länger jung und straff zu erhalten, sollten Sie folgende Tipps beherzigen:

> Trinken Sie ausreichend Flüssigkeit, nämlich 1,5 bis 2 Liter Wasser pro Tag.
> Verzichten Sie auf Nikotin und Alkohol – beides lässt die Haut schneller altern.
> Setzen Sie Ihre Haut nicht ungeschützt der Sonne aus.
> Mit frischen Lebensmitteln, möglichst »bio« (Obst, Gemüse und Salate), führen Sie Ihrer Haut wertvolle Vitamine und Mineralstoffe zu. Wichtig sind vor allem Zink, Selen, Magnesium, Vitamin C, A und E (siehe auch Seite 111).

Schüßler-Salze und Hauttypen

Um Schüßler-Salze passgenau anwenden zu können, müssen Sie erst wissen, welchen Hauttyp Sie haben. Dazu habe ich vor Jahren den Schüßler-Salzen spezielle Typmerkmale zugeordnet (siehe Literatur, Seite 120). Entstanden sind dadurch bestimmte Konstitutionstypen. Treffen mehrere Merkmale eines Typs auf Sie zu, haben Sie die entsprechende Konstitution. Anhand der Salz-Steckbriefe können Sie auch in diesem Buch Ihren Typ bestimmen (siehe rechts). Nehmen Sie nun die zu Ihrem Typ gehörigen Salze ein, dann können Sie die Behandlung optimieren. Die Salze und Salben helfen nicht nur der Haut, sondern tragen auch zu Ihrem allgemeinen Wohlbefinden bei.

Unterstützend empfehle ich Ihnen, die zusätzlichen Hinweise, die Sie bei den einzelnen Hautbeschwerden lesen, zu beachten, denn sie tragen im ganzheitlichen Sinn dazu bei, dass Sie alles für Ihren Typ tun, was wichtig ist. Dazu zähle ich auch die Anwendung von Farben (siehe Seite 18) und Heilsteinen (siehe Seite 20).

TYPBESTIMMUNG
Lesen Sie dazu die Steckbriefe ab Seite 23 durch und überlegen Sie, welche Merkmale auf Sie zutreffen. Das Salz mit den meisten passenden Merkmalen ist »Ihr« Haut-Salz.

Wenn Sie mit Ihrem Hautbild nicht zufrieden sind, aber keine Krankheit vorliegt, rate ich Ihnen zu einer Konstitutionskur. Bestimmen Sie Ihren Typ (siehe Seite 17) und nehmen Sie das Salz für sechs bis acht Wochen ein. So beheben Sie die Schwachstellen der Haut.

Einfluss der Farben auf die Haut

Werden Farben oder farbiges Licht therapeutisch eingesetzt, nennt man dies Farb- oder Colortherapie (siehe Literatur, Seite 120). Die Anwendung von Farben in der Therapie akuter und chronischer Erkrankungen ist sehr alt. So entdeckte der Engländer Sir William Herschel vor etwa 200 Jahren, dass die verschiedenen Wellenlängen der Farben unterschiedliche Temperaturen entstehen lassen: Rot wirkt zum Beispiel erwärmend, Blau kühlend. Die Physik weiß heute, dass dies mit den von den Farben ausgesandten Frequenzen (Schwingungen) zusammenhängt.

Farbtherapie bei Hautproblemen

Die Farbtherapie, wie wir sie heute kennen, systematisierte und entwickelte der indische Elektroingenieur Dinshah P. Ghadiali (1873–1966) in Amerika. Er berief sich auf Forschungen von Dr.

BESTRAHLUNG MIT LEUCHTDIODEN

Inzwischen gibt es Studien über die erfolgreiche Anwendung von Farben bei Hautproblemen. So fanden zum Beispiel im Jahr 2008 der Wissenschaftler Andrei P. Sommer und seine Kollegen von der Universität Ulm, Institut für Mikro- und Nanomaterialien, heraus, dass die tägliche Bestrahlung mit roten Leuchtdioden (LED-Lampen) über mehrere Wochen eine verjüngende Wirkung auf die Haut hat. Sie stellten fest, dass Gelb straffend wirkt, Rot aktivierend und Blau bei Hautunreinheiten hilft (siehe Literatur, Seite 120).

Im Universitätsmagazin berichteten sie, dass die Kombination mit einer vorherigen Hautpackung aus Grünteeextrakt die Wirkung noch steigert. Nach einem Monat sei bei Probanden die Haut verjüngt, die Faltentiefe verringert und die Ausstrahlung jugendlich gewesen. Die Wissenschaftler sehen diese Kombination als potenzielle Alternative zu Botox an.

Schüßler-Salben für jeden Hauttyp

Die zwölf Schüßler-Salben decken viele Hautbeschwerden ab und fördern Heilung, Regeneration, Neubildung sowie die Korrektur übermäßig fettiger oder trockener und gereizter Haut. Sie finden hier Beschwerden, bei denen die Salben helfen. Dazu müssen Sie das Aussehen der Haut bestimmen und dann die Salbe/n suchen.

Schnelltest: Welchen Hauttyp habe ich?

Schneiden Sie dazu Butterbrotpapier, es ist saugfähig und transparent, in Quadrate von zwei mal zwei Zentimetern. Nun legen Sie je ein Quadrat auf die Stirn, auf die Wange unterhalb des Wangenknochens und aufs Kinn. Lassen Sie das Papier für fünf Sekunden auf der Haut, dann nehmen Sie es ab. Halten Sie das Quadrat gegen Licht.

> Es ist fettig: Ihre Haut ist in diesem Bereich fettig. Dies ist oft im mittleren Bereich (T-Zone), ebenso auf der Stirn der Fall.
> Es ist so trocken wie vorher: Sie haben hier trockene Haut.
> Es ist teils fett und teils trocken: Sie haben in diesem Bereich eine Mischhaut.

Schüßler-Salbe	Hauttyp (Zeichen für Salzmangel)
Nr. 1 Calcium fluoratum	raue, harte und faltige Haut
Nr. 2 Calcium phosphoricum	blass wirkende und sensible Haut
Nr. 3 Ferrum phosphoricum	Neigung zu Entzündungen, roten Hautflecken, Pickeln
Nr. 4 Kalium chloratum	trockene, weißlich schuppende Haut und/oder Couperose
Nr. 5 Kalium phosphoricum	gräulich wirkende Haut, sieht schlecht ernährt aus
Nr. 6 Kalium sulfuricum	empfindliche Haut, regeneriert sich schlecht und wirkt gelblich
Nr. 7 Magnesium phosphoricum	Haut juckt, ist gerötet, vorwiegend an den Wangen
Nr. 8 Natrium chloratum	trockene Haut, die spannt oder zu Bläschenbildung neigt
Nr. 9 Natrium phosphoricum	stark fettende Haut, fettige Schlieren auf den Brillengläsern
Nr. 10 Natrium sulfuricum	Haut ist aggressiv gerötet, vorwiegend an der Nasenspitze, und/oder hartnäckige Ausschläge
Nr. 11 Silicea	Haut sieht aus, als würde sie vorzeitig altern, ist faltig, schlaff, trocken oder rau wie ein Reibeisen
Nr. 12 Calcium sulfuricum	Neigung zu hartnäckigen Entzündungen

TIPP

Sie können die Farbthera-
pie mit den Schüßler-
Salzen kombinieren. Wenn
Sie zum Beispiel das Salz
Nr. 1 nehmen, bestrahlen
Sie sich mit der Farbe Gelb-
orange oder Sie tragen ein
gelborangefarbenes Klei-
dungsstück. Welche Farbe
zum jeweiligen Salz passt,
habe ich Ihnen im Folder
zusammengestellt.

Edwin D. Babitt, der 1877 rote und blaue Farbstrahlen erstmals als Medizin erwähnte. Ghadiali eröffnete 1920 in Amerika sein Spektro-Chrom-Institut, in dem er mit Farben Kranke behandelte. Eindrucksvoll war 1897 der Fall einer nierenkranken Frau, deren Nieren- und Blasenfunktion sich trotz schlechter Prognosen der Ärzte nach Behandlung mit Indigo wieder einstellte. Im Lauf der Zeit half Ghadiali mit seiner Methode Tausenden von Kranken. In seinem Buch, herausgegeben von seinem Sohn D. Dinshah, beschreibt er Farbbestrahlungshinweise für über 300 Krankheiten.

Dr. George W. Carey (1845–1924), Arzt und Biochemie-Lehrer in Los Angeles/Kalifornien, war ein Verfechter der Schüßler-Salze und schrieb mehrere Bücher darüber. Sein erfolgreichstes – »The Biochemic System of Medicine« – wird heute noch in Amerika und Indien angeboten. Carey ordnete zusammen mit Inez Eudora Perry den zwölf Basissalzen verschiedene Farben zu (als Grafik 1932 veröffentlicht). Er betrachtete die Farben als unterstützende Möglichkeit, um die Wirkung der Salze noch zu steigern.

In den 1950er-Jahren setzte sich die deutsche Professorin Lilly Eberhard (siehe Literatur, Seite 120) mit der Farbforschung auseinander. Sie war Dozentin für Licht- und Farbforschung an der Akademie in Petersburg und an der Lessing-Hochschule in Berlin. Sie sichtete, ordnete und systematisierte das vorhandene Schriftgut und arbeitete eng mit Farbtherapeuten zusammen.

In der Farbtherapie werden Farben meist durch direkte Bestrahlung angewandt. Einige Farbtherapeuten lassen Farbfolien auf die Haut legen oder bestrahlen mit den typischen Frequenzen der Farben (Schwingungen, sie werden zum Beispiel elektrisch oder magnetisch übertragen) die Haut. Die Farbtherapie lässt sich ideal mit den Schüßler-Salzen kombinieren (siehe Tipp links und Folder).

Einfluss der Heilsteine auf die Haut

Auch mit Heilsteinen kann man die Salze kombinieren und dadurch ihre Wirkung optimieren – sowohl im seelischen als auch im körperlichen Bereich. Die Anwendung von Edel- und Halbedelsteinen zu Heilzwecken hat eine lange Tradition. So trugen zum Beispiel die Germanen Steine wie den Bernstein (ein fossiles

Harz) am Körper, um sich vor Krankheiten und negativen Einflüssen zu schützen. Im Mittelalter empfahl die Äbtissin Hildegard von Bingen (1098–1179) Steine gegen verschiedene Krankheiten. In neuerer Zeit stammen präzise Beschreibungen und erprobte Wirkungen zur Anwendung von Steinen von dem Steinexperten Michael Gienger (siehe Literatur, Seite 120), von dem Wuppertaler Arzt Dr. Dieter Aschoff und dem Physiker Dr. Wolfgang Ludwig. Danach beruht die Wirkung der Heilsteine darin, dass die elektromagnetische Information auf den Menschen übertragen wird – vergleichbar mit einer homöopathischen Hochpotenz (= eine hohe Verdünnung einer Substanz, die kein Molekül der Ursprungssubstanz mehr enthält).

Anwendung der Steine

Dafür gibt es verschiedene Möglichkeiten (siehe auch Tipp rechts). Hildegard von Bingen rät, den Stein der Sonne auszusetzen und ihn dann erwärmt auf die Körperstelle zu legen, die behandelt werden soll. Oder der Stein wird in Wein erwärmt, anschließend wird der Wein getrunken.

Da Steine Ausscheidungen des Körpers aufnehmen, müssen sie regelmäßig gereinigt werden. Halten Sie den Stein für einige Minuten unter fließend kaltes Wasser, optimal ist Quellwasser, und setzen Sie ihn dann für einige Stunden der Sonne aus.

Bei der Auswahl der Heilsteine, die zu den Schüßler-Salzen passen (siehe Folder), habe ich darauf geachtet, nur solche Steine zu verwenden,

> die das entsprechende Mineralsalz enthalten, das auch im Schüßler-Salz vorliegt.
> die ähnliche Heilanwendungen besitzen wie das Salz.

Heilsteine erhalten Sie in Naturkost- und Esoterikläden oder Edelsteinfachgeschäften.

Im Folder habe ich Ihnen in einer Tabelle die Schüßler-Salze und -Salben sowie die zu den Salzen passenden Farben und Heilsteine den verschiedenen Hautbeschwerden zugeordnet. So können Sie schnell das für Sie passende Salz herausfinden, außerdem sehen Sie sofort, wie Sie seine Anwendung unterstützen können.

TIPP

Die gebräuchlichste Anwendung ist, den zu Ihrem Salz passenden Stein wie einen Anhänger an einem Lederbändchen um den Hals zu tragen. Er muss Kontakt zur Haut haben. Welcher Heilstein passt, können Sie aus dem Folder ersehen.

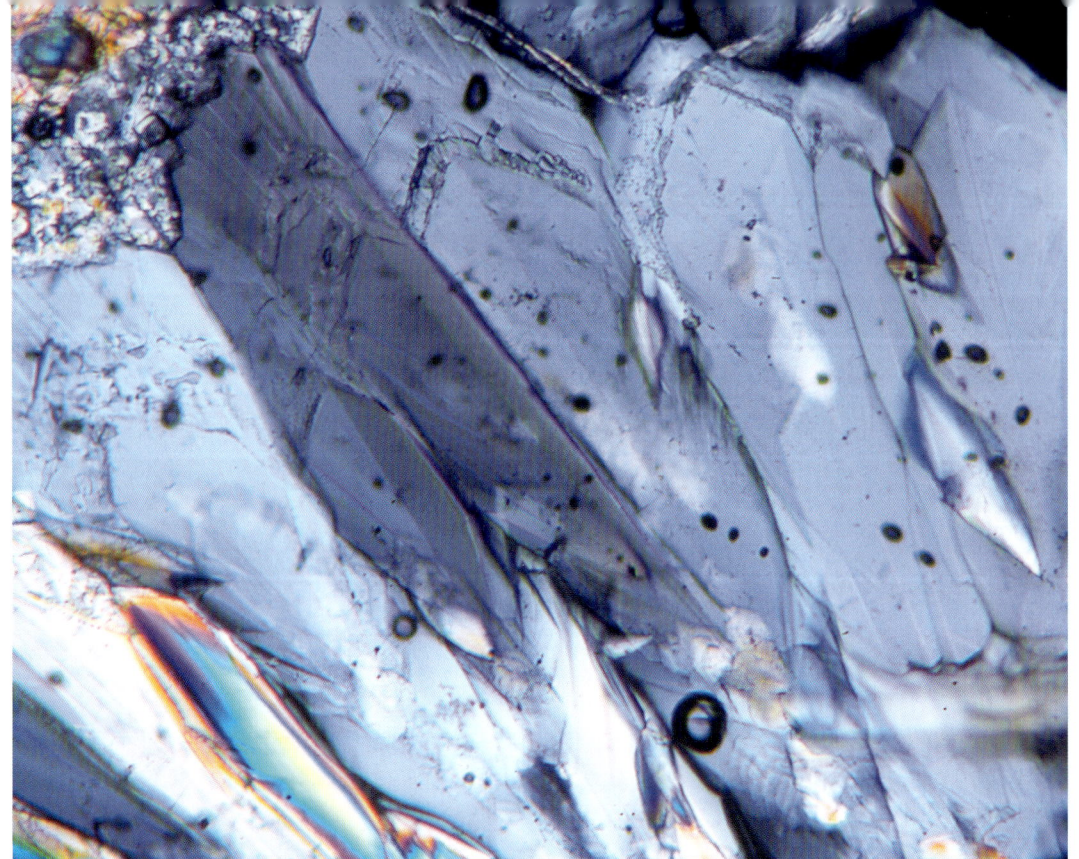

Die biochemischen
Salze und Salben

Auf den nächsten Seiten möchte ich Ihnen die zwölf Basissalze und die dazugehörigen Schüßler-Salben sowie die zwölf Ergänzungssalze vorstellen, außerdem die Haut- und Körperprobleme, bei denen sie besonders hilfreich sind. In den Steckbriefen habe ich auch viele Hinweise über die grundlegenden Wirkeigenschaften der Salze aufgeführt. Sie erfahren in diesem Kapitel alles, was Sie über Salze und Salben wissen müssen, um sie optimal für Ihr Wohlbefinden und Ihr gutes Aussehen zu nutzen.

Schüßler-Salze und Schüßler-Salben ergänzen sich gegenseitig in der Anwendung. Und bis auf kleinere Hautverletzungen oder -beschwerden ist es sinnvoll, Salz und Salbe zu kombinieren. So beeinflussen sie den Körper von zwei Seiten – von außen und von innen –, und Sie können die Wirkung der Schüßler-Salze optimal ausnutzen. Die Salben sind erst zu Beginn des 20. Jahrhunderts entstanden. Bis dahin wurde aus den Tabletten mit Wasser ein Brei bereitet, den man auf die Haut auftrug (siehe Info Seite 39). Das war jedoch etwas umständlich, deshalb empfehle ich es nur für die Ergänzungssalze, denn dazu gibt es keine Salben.

Nr. 1 Calcium fluoratum D12 (Kalziumfluorid)

Dieses Salz hat zwei Eigenschaften: Es kann weiche Haut- und Gewebestrukturen fest und übermäßig harte weich machen. Das hängt damit zusammen, dass es Fehlfunktionen auszugleichen vermag (siehe Info, unten). Deshalb wird Calcium fluoratum als Hart- und Weichmacher bezeichnet. Dieser Aspekt ist besonders im Hinblick auf die Schönheit interessant. Das Salz Nr. 1 ist neben dem Salz Nr. 11 das wichtigste Funktionsmittel für eine straffe und gesund aussehende Haut. Wird die Haut schlaff, also zu weich, fehlt die Elastizität, es bilden sich Falten. Wird das Venengewebe hyperelastisch, sind Krampfadern, Besenreiser oder Hämorrhoiden die Folge. Dann fehlt das festigende Salz Kalziumfluorid im Gewebe. Ist unsere Haut allerdings zu hart geworden, verfestigt sie sich. Das kennen wir von harten Warzen oder von sogenannten Wulstnarben. Auch bei Letzteren hat sich die Haut

AUSGLEICH VON FEHLFUNKTIONEN

Manche Salze, wie Nr. 1 Calcium fluoratum oder Nr. 8 Natrium chloratum, wirken in zwei entgegengesetzte Richtungen. So festigt und erweicht zum Beispiel Salz Nr. 1, Nr. 8 befeuchtet und trocknet je nach Bedarf. Das ist kein Widerspruch, sondern hängt damit zusammen, dass die Salze die Zellfunktion wiederherstellen; und das ist in beiden Richtungen möglich.

»verhärtet«, die normale Elastizität fehlt. Diese krankhaften Veränderungen treten also auf, wenn irgendetwas mit der Kalziumfluorid-Balance und dem Kalziumstoffwechsel nicht in Ordnung ist. Das ist erklärlich, wenn man weiß, wo überall in unserem Körper dieses Schüßler-Salz vorkommt: in Knochen, Oberhautzellen, Zahnschmelz, Augenlinsen, Lungenflügeln, Milz und Leber und in allen elastischen Fasern wie Blutgefäßen, Bindegewebe, Bändern und Sehnen.

Beauty-Effekt

Alle Kalzium-Salze beeinflussen das Kollagen (siehe Seite 15), indem sie dessen Alterungsprozess (Abbau) verlangsamen (im Alter büßt Kollagen seine Elastizität ein). Aus diesem Grund ist Kalzium in vielen Anti-Aging-Cremes enthalten. Bei den Schüßler-Salzen ist Nr. 1 Calcium fluoratum allen anderen Salzen vorzuziehen, da es zusätzlich das festigende Fluor enthält. Nr. 1 ist das Salz für das Binde- und Stützgewebe, es wird dort benötigt, wo erhöhte Elastizität wichtig ist (etwa bei Sehnenverhärtung, Narben) oder um überdehnte Fasern wieder in Spannung zu versetzen (Sehnen- und Bänderschwäche, Falten). Deshalb hilft das Salz Nr. 1, Venengewebe zu festigen, den Zahnschmelz zu härten, harte Warzen zum Verschwinden zu bringen und die faltige, schlaffe Haut (am besten in Kombination mit Salz und Salbe Nr. 11) zu straffen und zu glätten. Bei Besenreisern, Krampfadern, Hauteinrissen/-schrunden (in den Handflächen), Hornhaut sowie übermäßig harten Hautstrukturen (neben harten Warzen auch Hautpilzbefall, Schuppenflechte oder alte Narben) ist es ebenso geeignet. Salz und Salbe helfen bei Schwangerschaftsstreifen (Striae) und bei Hautstreifen, die nach Anwendung von Kortison auftreten, bei »harten« Ekzemen (zum Beispiel nach der Strahlenbehandlung bei Krebs) sowie bei Nagelerkrankungen (wenn die Nägel aufquellen, verdicken). Die Haut wird dadurch häufig weicher.

LOTIONEN FÜR DEN GANZEN KÖRPER

Möchten Sie die Schüßler-Salze Nr. 1 Calcium fluoratum und Nr. 11 Silicea für den ganzen Körper zur Pflege einsetzen, empfehle ich Ihnen, sich in der Apotheke die Lotionen Nr. 1 bzw. Nr. 11 zu besorgen. Sie lassen sich gut auftragen und enthalten zusätzliche Pflegestoffe für die Haut wie Mandel- und Jojobaöl. Die Lotionen gibt es inzwischen seit drei Jahren.

Salbe Nr. 1 Calcium fluoratum

Die Salbe Nr. 1 schafft zweierlei: Einerseits erweicht sie verhärtetes Gewebe, macht es elastisch, andererseits festigt sie es, wenn es zu »weich«, hyperelastisch ist. Deshalb wird die Salbe Nr. 1 bei folgenden Problemen/Beschwerden eingesetzt: bei Falten, schlaffer, rauer und welk aussehender Haut, bei Nagelveränderungen (Verdickungen), Nagelwachstumsstörungen und Nagelpilzen (als Salbenpflaster für 12 bis 24 Stunden, siehe Seite 29); bei unschönen Hautstreifen (zum Beispiel nach der Schwangerschaft); bei »harten« Narben (Narbengewebe, Wulstnarben); bei nicht entzündlichen Krampfadern, Besenreisern; bei harten Warzen, Hornhaut, rissiger Haut und harmlosen Fettgeschwülsten (Lipomen); bei Bänder- und Sehnenschwäche.

Nr. 2 Calcium phosphoricum D6 (Kalziumphosphat)

Calcium phosphoricum hilft bei Hautausschlägen, die eine eiweißartige Absonderung zeigen. Schüßler schreibt, dass das Salz diese Beläge löst und so die Hautheilung ermöglicht. Es wird als Regenerationsmittel bezeichnet, da es nach schwächenden Krankheiten hilft, die normalen Zellabläufe wiederherzustellen, und so den ganzen Körper kräftigt. Es ist auch bei lymphatischer Schwäche (Abwehrschwäche mit häufigen Erkältungen) angezeigt, da es die Lymphorgane stärkt. Außerdem wirkt es auf die Blutbildung, was besonders wichtig ist bei blassen, »anämischen« Personen.

Beauty-Effekt

Kalziumphosphat hilft bei Hautausschlägen, die wie mit Eiweiß bestrichen aussehen, das dann eintrocknet. Wie die anderen Kalziumsalze ist Nr. 2 wichtig für die Kollagenproduktion (siehe Seite 15) in der Haut. Viele hautstraffende Faltencremes enthalten Kalzium, um der Abnahme von Kollagen im Alter entgegenzuwirken.

Salbe Nr. 2 Calcium phosphoricum

Die Salbe Nr. 2 unterstützt die Heilung von Hautbeschwerden wie chronische Hautausschläge mit weißlich gelben Krusten. Sie

KOLLAGENFASERN

Diese Gerüsteiweißkörper sind der hauptsächliche Bestandteil der Stützsubstanz in der Lederhaut.

lindert partielle Schweißneigung, etwa am Nacken und Hinterkopf. In Kombination mit der Salbe Nr. 1 und/oder der Salbe Nr. 11 strafft Nr. 2 faltige, welke Haut.

Nr. 3 Ferrum phosphoricum D12 (Eisenphosphat)

Eisen ist an der Synthese von Kollagen (siehe Seite 25) beteiligt, deshalb führt ein Eisenmangel zu Haut-, Haar- und Nagelwachstumsstörungen. Eine wichtige Eigenschaft von Ferrum phosphoricum ist, Entzündungen zu hemmen – dies ist eng an die Sauerstoffaufnahme und an die Sauerstoffbindung in den roten Blutkörperchen gekoppelt. Gelangt mehr Sauerstoff an die Entzündungsherde, können sie schneller abheilen. Gleichzeitig verbessert das Salz die Leistungsfähigkeit des Immunsystems. Eisen ist ebenso Bestandteil verschiedener Peroxidasen. Dies sind Enzyme, die bei Verbrennungsprozessen mitwirken, indem sie Sauerstoff freisetzen. Generell hilft Ferrum phosphoricum bei allen akuten Beschwerden wie Verletzungen, Entzündungen (zum Beispiel Schleimhautentzündungen im Rachen, in der Blase).

Beauty-Effekt

Anwendungsbereiche für Nr. 3 sind struppige und spröde Haare und Haarwachstumsstörungen aufgrund von Störungen des Eisenstoffwechsels; Verbrennungen wie Sonnenbrand (erstes Stadium, siehe links oben), Hautentzündungen wie Akne oder Pickel und entzündliche rote Flecken auf der Haut (Gesicht); gereizte und empfindliche Haut sowie welke, matte und raue Haut; entzündliche, aufgesprungene Lippen. Ferrum phosphoricum hilft ebenso bei dunklen Schatten unter den Augen, besonders zu den inneren Augenwinkeln hin – sie zeigen an, dass der Eisenphosphatstoffwechsel gestört ist.

Salbe Nr. 3 Ferrum phosphoricum

Die Salbe Nr. 3 hilft vorwiegend bei akuten, entzündlichen Beschwerden der Haut. Sie fördert den Heilungsprozess bei Schnittverletzungen, Quetschungen, Verstauchungen, Prellungen, Insektenstichen, bei Verbrennungen 1. Grades ohne Blasenbildung; bei Blutergüssen und Hautabschürfungen; bei akuten Hautausschlägen mit geröteter Haut, bei Akne und rissig-entzündeten Lippen.

Nr. 4 Kalium chloratum D6 (Kaliumchlorid)

Kalium chloratum ist das Salz, das nach Ferrum phosphoricum als zweites bei allen Entzündungen eingenommen wird. Es ist in erster Linie ein Salz für die Schleimhäute, wenn sie entzündet, gereizt sind (zum Beispiel Magenschleimhautentzündung). Ebenso unterstützt es die Heilung von Verletzungen. Bei Entzündungsprozessen der Haut (Hautausschlägen) treten klebrige Absonderungen (Faserstoff) auf, die weißlich, wie mit Mehl bestäubt, aussehen. Kaliumchlorid löst diese auf und fördert ihren Abtransport über die Lymphgefäße.

Beauty-Effekt

Kalium chloratum hilft bei gereizten, entzündeten Augenlidern und Lidrändern; bei Schnittwunden, die nicht abheilen wollen; bei »weichen« Warzen wie Feigwarzen; bei entzündlichen Hautschwellungen (Ödemen) mit Rötung, bei Hautausschlägen (Flechten mit weißlicher Auflagerung oder weißer Schuppung). Weitere Einsatzgebiete sind Cellulite, Couperose (erweiterte Äderchen im Gesicht); Verletzungen, Verbrennungen 1. und 2. Grades (siehe Seite 26); milchig-bläulich aussehende Haut, wenn die Ober- und Unterlider milchig wirken (»Augenbrille«) und bei fahl und schlaff-trocken wirkender Haut.

Salbe Nr. 4 Kalium chloratum

Die Salbe hilft bei Hautausschlägen mit hellen, weißlichen Auflagerungen und Krusten, die aussehen wie mit Mehl bestäubt; bei Hauterkrankungen mit Bläschenbildung und Juckreiz; Hautausschlägen, die nach Impfungen auftreten; bei Hühneraugen und weichen Warzen. Sie unterstützt die Heilung von Schürf- und Schnittverletzungen (nach Anwendung der Salbe Nr. 3, siehe rechts). Bei Augenbindehautentzündung mit verklebten Lidern tragen Sie die Salbe auf die geschlossenen Lider auf.

TIPP

Ist die Wundheilung nach Verletzungen gestört und heilt die Wunde trotz Schüßler-Salbe Nr. 3 zu langsam ab, rate ich zum Wechsel zu Salbe Nr. 4.

Nr. 5 Kalium phosphoricum D6 (Kaliumphosphat)

Kaliumphosphat wirkt stärkend auf Körper, Seele und Geist und wird deshalb bei allen Erschöpfungs- und Schwächezuständen des Körpers, aber ebenso einzelner Organe (wie Muskeln, Nerven) eingenommen. Dieses Salz ist daran beteiligt, dass Eiweißkörper (Hämoglobin, Myoglobin) Sauerstoff aufnehmen können. Zellen erhalten so die Grundlage für energieproduzierende Verbrennungsprozesse (auch Eisen ist an diesem Prozess beteiligt, siehe Seite 26). Kommt es zu Verteilungs- und Aufnahmestörungen, können Hautausschläge chronisch werden und Fäulnisprozesse entstehen (übel riechende Ausschläge).

Beauty-Effekt

Das Salz Nr. 5 hilft bei Zahnfleischbluten und Aphthen, die übel riechen und einen hellroten Rand haben; bei schlecht oder nicht heilenden Hautwunden; bei kreisrundem Haarausfall. Es hat sich bewährt bei gräulich aussehender Haut (schmutzig wirkend, die Unterlider sind gräulich) sowie bei fahler, blasser, auch eingefallener Haut, da es der Haut Energie zuführt.

Salbe Nr. 5 Kalium phosphoricum

Die Salbe unterstützt die Behandlung von kreisförmigem Haarausfall; grauer, matt aussehender Haut im Gesicht, welker und schlecht ernährt wirkender Haut sowie von Nesselausschlag. Sie verschönert die Haut auch nach durchzechter Nacht.

Nr. 6 Kalium sulfuricum D6 (Kaliumsulfat)

Kalium sulfuricum kommt bei chronischen Entzündungen zum Einsatz. Dieses Salz gilt als Heilbeschleuniger, wenn die Abheilung von Wunden oder Hautverletzungen stagniert. Ohne Kalium sulfuricum könnten keine Reparatur- und Neubildungsprozesse an geschädigter Haut und Schleimhaut vonstatten gehen, denn das Salz Nr. 6 fördert die Zellneubildung durch die sauerstoffvermittelnde Anregung von Verbrennungsprozessen, indem es den Sauerstoff im Körper dorthin transportiert, wo er gebraucht wird.

KATALYSATORFUNKTION
Sulfat-Salze, dazu zählt auch Salz Nr. 6, haben Katalysatorfunktion. Das bedeutet, dass sie dem Organismus den Kick geben, Belastendes wie Stoffwechselrückstände oder abgestorbene Zellen schnell auszuscheiden.

Beauty-Effekt

Das Anwendungsgebiet des Salzes Nr. 6 umfasst gelblich bräunliche (ockerfarbene) Hautflecken am Körper und an Mund und Nase, Altersflecken sowie gelblich bräunliche Lider. Des Weiteren hilft es bei allen chronischen Entzündungen, die mit gelblichem Sekret einhergehen; bei chronischer Augenbindehautentzündung, chronischen Hautausschlägen (wie Neurodermitis), Hautabschuppungen (unterstützt die Hautzellneubildung) und Schuppenflechte; generell bei Störungen des Haar- und Nagelwachstums.

Salbe Nr. 6 Kalium sulfuricum

Die Salbe Nr. 6 unterstützt die Heilung von Entzündungen, wenn der Heilungsprozess stagniert. Sie regt die Hautausscheidung und Entgiftung an und fördert den Aufbau von Hautgewebe. Sie hilft bei Akne und unreiner Haut; bei Hautausschlägen mit kleinen Eiterpusteln; bei Lidrandentzündung (Salbe nur auf die geschlossenen Lider auftragen); bei chronischen Hauterkrankungen wie Neurodermitis; schuppender, juckender, harter Haut, die brennt.

Nr. 7 Magnesium phosphoricum D6 (Magnesiumphosphat)

Zusammen mit Kalzium regelt Magnesium die Durchlässigkeit der Zellmembranen (äußere Zellhäutchen), sodass Nährstoffe in

---

SALBENVERBAND UND SALBENPFLASTER

Sie sind geeignet, wenn Salben längere Zeit einwirken sollen.

> Beim Salbenverband tragen Sie die Salbe messerrückendick auf, darüber wickeln Sie ein trockenes Tuch, das Sie mit einem Klettverschlussband (Apotheke) oder einer Verbandklammer fixieren. Belassen Sie diesen Umschlag für 12 bis 24 Stunden auf der Haut. Salbenverbände sind bei Gelenkbeschwerden, Nagelerkrankungen, Knochen- und Muskelbeschwerden geeignet.

> Bei kleineren Hautstellen genügt ein Salbenpflaster: Tragen Sie die Salbe auf, decken Sie dann die Stelle mit einem Heftpflaster ab und belassen Sie dieses für 12 bis 24 Stunden auf der Haut.

die Zelle und Schlackenstoffe aus der Zelle heraustransportiert werden können. Ohne Magnesium könnten über 300 enzymgesteuerte Vorgänge im Organismus nicht ablaufen und wäre die Reizübertragung zwischen den Nervenzellen gestört. Magnesium phosphoricum wirkt bei Schmerzen, Krämpfen, Erregung und bei Hautjucken und -kribbeln. Das Salz Nr. 7 beruhigt generell übersteigerte Vorgänge und hilft abends beim Einschlafen. Magnesiumphosphat kommt in Nerven, Muskeln und Knochen vor.

Beauty-Effekt
Hautirritationen wie gerötete Haut, Hautjucken und Hautkribbeln sowie sensible, empfindliche und müde aussehende Haut verlangen nach dem Salz Nr. 7.

Salbe Nr. 7 Magnesium phosphoricum
Die Salbe hilft bei sensibler und müde aussehender Haut. Sie lindert Juckreiz, Hautkribbeln und Schuppenflechte.

Nr. 8 Natrium chloratum D6 (Natriumchlorid)
Natrium chloratum ist ein lebenswichtiges und lebenserhaltendes Salz. Es kommt im Haut-, Muskel-, Nerven-, Schleimhaut- und Knochengewebe vor. Kochsalz benötigt unser Körper für wichtige Stoffwechselprozesse: Das Salz regelt die Durchfeuchtung aller Gewebe im Körper. Haut und Schleimhäute wären ohne diesen Feuchtigkeitsregulator trocken und empfindlich. Die Folge sind Augenbrennen, tränende und trockene Augen, trockene Haut, die spannt. Zu viel Feuchtigkeit äußert sich durch wässrigen Fließschnupfen oder Augentränen. Das heißt, dass Natrium chloratum fehlgesteuerte Prozesse zur Norm hin reguliert (siehe Info, Seite 23). Natrium chloratum ist ein Nährsalz, denn es bringt mit einem verstärkten Flüssigkeitsstrom über den Extrazellularraum (Raum zwischen den Zellen) Nährstoffe in die Zelle (Nährstrom). Nr. 8 ist am Austausch von Flüssigkeiten in die und aus

LIPPENPFLEGE ÜBER NACHT
Bei spröden, trockenen und empfindlichen Lippen hilft diese Anwendung: Mischen Sie etwas Salbe Nr. 8 mit ein bisschen Honig und streichen Sie diesen Brei vor dem Schlafengehen auf die Lippen. Die Packung pflegt und stärkt die empfindliche Lippenhaut.

der Zelle beteiligt, beeinflusst die Durchlässigkeit der Zellmembran und regelt den Säure-Basen-Haushalt.

Beauty-Effekt

Trockene und empfindliche Haut, zu geringe oder übermäßige Schleim- und Schweißabsonderung sprechen gut auf das Salz Nr. 8 an. Zudem hilft es bei Ödemen (Hautschwellungen), tränenden Augen (Tränenfluss), Hautbläschen mit wasserhellem Inhalt (wie Herpesbläschen); Kopfhautschuppen; Cellulite oder Nachtschweiß.

Salbe Nr. 8 Natrium chloratum

Die Salbe unterstützt die regulierende Funktion des Salzes auf den Feuchtigkeitsstoffwechsel der Haut und hilft, wenn die Haut zu trocken ist oder zu viel Feuchtigkeit absondert (übermäßiges Schwitzen). Sie wirkt deshalb heilend bei rissiger und trockener Haut, Hautbrennen, Hautschwellungen (Ödemen); bei Hautausschlägen mit Bläschenbildung (hell-wässriger Inhalt), trockenen Lippen, Lippenbläschen; bei Akne, die mit trockener Haut und/oder mit Mitessern einhergeht; bei Hautausschlägen mit vermehrter Talgabsonderung, weißschuppigen Hautpilzen und Aftereinrissen (auch Salbe Nr. 3).

Nr. 9 Natrium phosphoricum D6 (Natriumphosphat)

Natriumphosphat fördert Verdauungsprozesse und hilft vor allem bei der Fettverdauung (Verseifung von Fetten). Das Salz Nr. 9 hat eine Beziehung zu Säuren. Das heißt, überall wo Säuren an der Entstehung von Beschwerden beteiligt sind oder die Absonderungen »säuerlich« riechen, sollten Sie an dieses Salz denken. Säuren sind vor allem dann belastend, wenn sie nicht abgebaut werden. Sie sind Endprodukt vieler chemischer Prozesse. Säurebedingte Beschwerden wie Sodbrennen (zu viel Magensäure), fettige, entzündete Akne-Haut (Fettsäuren), Gicht (zu viel Harnsäure), Muskelschmerzen nach dem Sport (Milchsäure – Laktatazidose) oder Verdauungsstörungen aufgrund von mangelhafter Aufspaltung der Milchsäure haben eine Beziehung zum Salz Nr. 9. Das erkannte

AGGRESSIVE SÄUREN

Natriumphosphat neutralisiert schädliche Säuren. Das kommt der Haut zugute, denn diese Säuren belasten den Hautstoffwechsel und können zu Entzündungen, Akne, fahler, schlaffer oder trockener Haut beitragen.

schon Dr. Schüßler. Er schreibt, dass Natriumphosphat hilft, Nahrungsfette im Darm zu verseifen, das heißt, dass die über die Nahrung aufgenommenen Fette besser aufgespalten (verestert) werden.

Beauty-Effekt
Ein Mangel am Salz Nr. 9 wirkt sich in Fettverdauungsstörungen (Adipositas), morgendlich geschwollenen Fingern oder in übermäßiger Harnsäure an Zehen und Ohren (Knötchen, Verdickungen), in Absonderungen, die sauer riechen – zum Beispiel bei Hautausschlägen –, aus. Auch fettige Haut, matter Fettglanz, Mitesser, verstopfte Poren, Akne, Milchschorf, fettige Haare, schwammige Haut und Hängewangen sind Folgen dieses Mangels.

Salbe Nr. 9 Natrium phosphoricum
Die Salbe Nr. 9 hilft bei fettiger Haut (über Nacht auftragen, um die Fettproduktion nach und nach zu reduzieren), bei großporiger Haut, unreiner Haut und Akne mit honiggelben Pusteln. Auch bei Hühneraugen hat sie sich bewährt.

Nr. 10 Natrium sulfuricum D6 (Natriumsulfat, Glaubersalz)

»KLÄRSALZ«
Verantwortlich für die ausscheidende Wirkung von Salz Nr. 10 ist die Schwefelsäure – sie verbindet sich mit toxischen Stoffen (= Konjugation), sodass diese ausgeschieden werden können.

Natrium sulfuricum ist neben Calcium sulfuratum das Salz, das die Ausscheidung von Schlackenstoffen im Körper am stärksten fördert. In der Biochemie nach Dr. Schüßler wird es deshalb als »Klärsalz« bezeichnet. Es regt die Darmausscheidung an, entzieht dem Körper überflüssiges Wasser (bei geschwollenen Unterschenkeln bei Venenleiden) und reinigt das Bindegewebe und den Raum zwischen den Zellen von Schlacken (siehe Info links). Sulfatsalze wie Nr. 10 fördern die Funktion der Leber, indem sie den Fluss des Gallensaftes anregen. Dies wiederum ist für die Verdauung, besonders die Fettverdauung, wichtig. Natrium sulfuricum reguliert die Darmtätigkeit (Durchfall, Verstopfung).

Beauty-Effekt
Natrium sulfuricum hilft, Wasseransammlungen im Körper wie Ödeme der Unterschenkel (meist bei Frauen mit Venenschwäche

im Sommer) aufzulösen und auszuscheiden. Es ist hilfreich bei allen Störungen des Fettstoffwechsels (Adipositas); bei Hautbläschen mit gelblicher Flüssigkeit; bei nässenden Hautausschlägen, fettiger Haut; Feigwarzen und Stielwarzen sowie bei aggressiven Entzündungen wie heftiger Akne oder Kupferfinnen (Rosacea).

Salbe Nr. 10 Natrium sulfuricum

Die Salbe unterstützt die Behandlung von Hühneraugen, nässenden Hautausschlägen; Kupferfinnen (Rosacea), Entzündungen der Kopfhaut; Hautbläschen mit gelblich-wässrigem Inhalt, Hautausschlägen mit Krustenbildung (gelblich, grünlich) und Frostbeulen. Sie ist auch bei Frühjahrsdermatosen (Hautausschläge, die vorwiegend im Frühjahr auftreten) angezeigt.

Nr. 11 Silicea D12 (Siliziumdioxid)

Silicea ist neben Nr. 1 Calcium fluoratum das bedeutendste Schüßler-Salz mit Beauty-Effekt. In der Natur kommt es gebunden an Sauerstoff (= Silikat) vor. Silikate, die Salze der Kieselsäure, haben einen festigenden und stabilisierenden Einfluss auf Gewebe und kommen vorwiegend dort vor, wo Gewebe, zum Beispiel Knorpelgewebe an den Gelenken, stark strapaziert werden. Silicea ist also wichtig, wenn Stabilität, Elastizität und Festigkeit gefragt sind. In der Ober- und Unterhaut ist Silicea nötig, um eine faltenfreie Haut zu gewährleisten.

HAUTPFLEGENDE SCHÜSSLER-SALBEN

Oft ist die Haut an Händen und Füßen trocken und spröde, dann sind Schüßler-Salben wichtig, um sie wieder geschmeidig zu machen.

> Zur Hautpflege: Nr. 11 Silicea-Salbe
> Bei rissiger, harter Haut: Nr. 1 Calcium-fluoratum-Salbe
> Bei trockener Haut: Nr. 8 Natrium-chloratum-Salbe
> Zur Förderung der Hauterneuerung: Nr. 6 Kalium-sulfuricum-Salbe

Beauty-Effekt

Faltenbildung im Gesicht, brüchige und stumpfe Haare, brüchige und krankhafte Finger- und Zehennägel sowie Nagelpilzerkrankungen sind Folgen eines Nr.-11-Mangels. Weitere Anwendungsbereiche sind trockene Haut, Akne (an Stirn, Nacken und am Rücken), Neurodermitis, Schuppenflechte; alte Blutergüsse; Hauteiterungen oder Neigung dazu; gestörte Wundheilung, das heißt, wenn die Haut nach Verletzungen schlecht heilt. Ebenso hilft es bei Bindegewebsschwäche; Schwund von Binde- und Fettgewebe (sichtbar an eingefallenen, tief liegenden Augen), Aufbau- und Ernährungsstörungen des Körpers nach Krankheiten.

Salbe Nr. 11 Silicea

Das Spurenelement Silizium ist am Aufbau von Haut, Haaren, Nägeln, Gelenkknorpeln und Sehnen beteiligt und stärkt diese. Die Salbe Nr. 11 hilft bei schlaffer, dünner, rauer und faltiger Haut; bei Aknepusteln, nässenden Ekzemen (auch im Wechsel mit Salbe Nr. 10); bei Hühneraugen und generell bei empfindlicher Haut. Außerdem unterstützt sie den Heilungsprozess bei harmlosen kleinen Eiterungen, entzündetem Nagelbett, hilft bei brüchigen und schlecht wachsenden Finger- und Zehennägeln, lindert nässende Ekzeme (Füße, Hände) und übermäßige Fußschweißbildung.

Nr. 12 Calcium sulfuricum D6 (Kalziumsulfat)

Wie die anderen Kalzium-Salze beeinflusst auch das Salz Nr. 12 die Kollagenproduktion (siehe Seite 25). Kalziumsulfat ist am Aufbau von Knorpelgewebe beteiligt und hilft vor allem bei chronisch-langwierigen Entzündungen (etwa der Haut, Gelenke, Blase). Es regt die Ausscheidung von Schlackenstoffen an. Bei Hauteiterungen hilft es, den Eiter nach außen zu transportieren.

Beauty-Effekt

Zu den Einsatzgebieten des Salzes Nr. 12 zählen hartnäckige Hautentzündungen und -eiterungen wie Akne im Gesicht, am Dekolleté und Rücken. Es fördert die Reinigung (»Blutreinigung«) der Haut über eine verstärkte Ausscheidung und regt den Stoffwechsel (Leber, Lymphe, Nieren, Darm) an.

Salbe Nr. 12 Calcium sulfuricum

Die Salbe lindert hartnäckige und heftige Aknepusteln, vor allem wenn sie chronisch sind; eitrige Entzündungen der Haut (unterstützend zur ärztlichen Behandlung) und chronische Lymphknotenentzündungen (unterstützend zur ärztlichen Behandlung).

BLUTREINIGUNG
Die blutreinigende Wirkung des Salzes Nr. 12 können Sie unterstützen, wenn Sie zusätzlich noch blutreinigende Tees trinken, etwa mit Löwenzahn, Brennnessel oder Klettenwurzel (siehe auch Seite 91).

Intakte und gesunde Haut mit den 12 Ergänzungssalzen

Nr. 13 Kalium arsenicosum D6 (Kaliumarsenit)

Kaliumarsenit passt sehr gut zu chronischen und hartnäckigen Hautbeschwerden, weil es dem Hautstoffwechsel einen »Kick« gibt. Dadurch wird die Selbstheilung angeregt.

Beauty-Effekt

Das Salz hilft bei trockenen Augen mit Sandkorngefühl, Ödemen der Augen (Ober- und Unterlid), hartnäckigen Ekzemen mit Abschuppung und Juckreiz wie zum Beispiel bei Schuppenflechte. Generell ist es bei trockener, schuppiger, welker Haut und Hautfurchen an Ellen-/Kniebeugen, bei Ekzemen zwischen Fingern und Zehen sowie bei Akne, wenn sich diese während der Monatsblutung verschlechtert, einsetzbar.

Nr. 14 Kalium bromatum D6 (Kaliumbromid)

Auch Kalium bromatum hat eine deutliche Beziehung zu Hautbeschwerden, vor allem zu chronischen Hauterkrankungen. Das wussten bereits die Ärzte im 17. und 18. Jahrhundert. Sie verordneten ihren Patienten die Bromsalze bei hartnäckigen Hautleiden (zum Beispiel Schuppenflechte).

Beauty-Effekt

Anwendungsbereiche sind überempfindliche und/oder trockene Haut; Schuppenflechte, diffuser Haarausfall, Ekzeme mit Borken; Akne (chronisch) und akneähnliche Hautausschläge, Nesselsucht und Rosacea.

Nr. 15 Kalium jodatum D6 (Kaliumjodid)

Kaliumjodid wurde früher bei Pilzerkrankungen, unter anderem bei Hautpilzen, eingesetzt. Bei chronischen Hauterkrankungen, die auf andere Salze nicht reagieren, kann es oftmals zum Durchbruch und damit zur Heilung verhelfen. Darüber hinaus wird es unterstützend bei hohem Blutdruck eingenommen.

DOSIERUNG DER ERGÄNZUNGSSALZE

Bei allen Ergänzungssalzen sind oft bis drei Tabletten über den Tag verteilt ausreichend. Es handelt sich hierbei um Spurenelemente, die nicht in der Menge im Körper vorkommen wie die Basissalze. Deshalb genügt eine geringere Dosierung, um einen Heilimpuls zu setzen.

Beauty-Effekt

Hautschwellungen (Ödeme); hartnäckige Akne und raue Knötchen auf der Haut sowie Analfissuren (Einrisse) sprechen gut auf das Salz Nr. 15 an.

Nr. 16 Lithium chloratum D6 (Lithiumchlorid)

Lithiumchlorid wirkt besonders auf Haut und Bindegewebe (siehe unten) regenerierend, wenn nach chronischen Krankheiten Hautschwund entsteht, das heißt, die Haut dünner und empfindlicher wird und wie zurückgezogen erscheint. Dadurch wirkt sie eingefallen und sieht aus, als ob Fettgewebe fehlt. Lithiumsalze fördern die Eiweißsynthese und befähigen den Körper, Gewebe aufzubauen. Treten Hautbeschwerden zusammen mit Gicht auf, sollten Sie auch an dieses Salz denken. Übermäßige Hautwucherungen (wie Narbengewebe) baut es ebenso ab wie Fehlgewebe.

Beauty-Effekt

Verhärtungen, Verdickungen von Gewebe (etwa der Haut bei Narben), Hautschwund nach Kortisongebrauch oder Seborrhö (siehe Seite 99) sind bewährte Einsatzgebiete des Salzes Nr. 16.

Nr. 17 Manganum sulfuricum D6 (Mangansulfat)

Mangansalze aktivieren viele Enzyme im Körper, die zum Beispiel für ein strahlendes Hautbild wichtig sind. Sehr gut lässt sich dieses Salz mit Nr. 3 Ferrum phosphoricum D12 kombinieren,

FUNKTION DES BINDEGEWEBES

Das Bindegewebe ist ein Füll- und Gerüstgewebe zwischen den Organen und anderen Geweben. Es besteht aus den Fibroblasten und Fibrozyten sowie aus Interzellularsubstanz (Substanz zwischen den Zellen), die ebenfalls von Fibroblasten gebildet wird. Fibroblasten werden von Körperzellen gebildet und in den Interzellularraum ausgeschieden, sie sind die Vorstufe der Fibrozyten. Diese dienen dem Gewebeaufbau, sie fügen sich zu Kollagen und elastischen Fasern zusammen. Ist das Bindegewebe stabil, erschlafft die Lederhaut nicht.

denn beide Salze unterstützen sich in ihrer Wirkung. Mangan-
und Sulfat-Ionen sind außerdem an der Bildung und Kräftigung
des Bindegewebes (siehe Info links) beteiligt.

Beauty-Effekt

Das Salz hilft bei geröteten und geschwollenen Augen, trockenen
Ekzemen (Hautausschläge), Schuppenflechte, heftigem Juckreiz
und bei Cellulite.

Nr. 18 Calcium sulfuratum Hahnemanni D6 (Kalziumsulfid)

Dieses Salz ist vor allem bei chronischen Entzündungen und
Hauteiterungen angezeigt. Es ist ein starkes Entgiftungssalz.

Beauty-Effekt

Ein wichtiges Anwendungsgebiet sind eitrige Entzündungen der
Haut und der Schleimhäute (siehe rechts). Außerdem wird es
eingesetzt bei chronisch-hartnäckigen Hautkrankheiten; schlecht
heilender Haut; Hautrissen an Händen und Füßen; Lippenherpes, wenn er durch Kälte ausgelöst wird; bei chronischer und
immer wiederkehrender Nesselsucht; empfindlicher und entzündeter Haut (sie schmerzt oft bei Berührung).

Nr. 19 Cuprum arsenicosum D6 (Kupferarsenit)

Fehlt Kupfer im Körper oder ist seine Verteilung und Aufnahme
gestört, kann es zu abnormer Pigmentbildung der Haut kommen. Wie Mangan und Magnesium aktiviert auch Kupfer verschiedene Enzyme im Körper. Sie sind unter anderem für ein in-
taktes Hautbild wichtig. Bei einem Mangel an Kupfer tritt außerdem ein vorzeitiges Ergrauen der Haare auf (ebenfalls bei Nr. 21
Zincum chloratum).

Beauty-Effekt

Das Salz ist bei Pigmentstörungen der Haut; vorzeitigem Ergrau-
en der Haare (also in jüngeren Jahren); bei Ödemen der Haut
(Hautschwellungen) angezeigt.

»EITER«SALZ

Das Salz Nr. 18 hilft vor
allem bei Hauteiterungen.
Je nach Potenz wirkt es an-
ders. Die Potenz D6 bringt
die Eiterung zur Reife, die
D12 hemmt die Eiterung,
wirkt einschmelzend.

ALAUN
Durch den Einfluss von
Alaun verengen sich die
Ausführgänge der Schweiß-
drüsen, dadurch wird übermäßiges Schwitzen ge-
stoppt. Aus diesem Grund
ist Alaun in vielen Deodo-
rants und schweißhemmen-
den Cremes enthalten.

Nr. 20 Kalium Aluminium sulfuricum D6 (Kalium-Aluminium-Sulfat, Alaun)

Aluminiumsulfat (Alaun) wirkt auf die Haut zusammenziehend. Das ist vor allem bei Wunden wichtig, denn durch Zusammenziehen der Gefäße werden kleine Blutungen (zum Beispiel beim Rasieren) schnell gestillt. In der Biochemie wird es neben diesen Eigenschaften bei Entzündungen wie Wunden und Aufquellung von Gewebe (etwa Schwellungen an Händen und Füßen als Folge einer Krankheit oder eines Medikaments) eingesetzt.

Beauty-Effekt
Einsatzgebiete sind Fußschweiß und generell übermäßiges Schwitzen sowie schlecht heilende Hautentzündungen.

Nr. 21 Zincum chloratum D6 (Zinkchlorid)

Zink ist enorm wichtig für die Haut und beeinflusst vor allem die Wundheilung. Es fördert das Wachstum und die Regeneration von Haut und Haaren und stärkt gleichzeitig das Immunsystem. Außerdem beruhigt es die Haut und macht sie widerstandsfähiger. Ein Mangel führt nicht nur zu rauer und matter Haut, sondern auch zu brüchigem Haar.

Beauty-Effekt
Bei empfindlicher Haut mit gestörter Wundheilung (schlechte Heiltendenz der Haut nach Verletzungen), Akne, chronischen Ekzemen, Nagel- und Haarwachstumsstörungen sowie vorzeitigem Ergrauen der Haare hilft das Salz Nr. 21.

ZINKSALBEN
Die Anwendung von Zink-
salben bei Hautbeschwer-
den ist sehr alt und wurde
schon im 18. Jahrhundert
von Ärzten praktiziert.

Nr. 22 Calcium carbonicum Hahnemanni D6 (Kalziumkarbonat)

Calcium carbonicum, ein Mittel, das in der Homöopathie eine große Bedeutung hat, wird überwiegend aus den kalkreichen Schalen der Auster hergestellt. Zum Teil verwendet man dafür auch Kreide, Eierschalen und Krebspanzer. Kalziumkarbonat ist auch Bestandteil von Zahnpulvern. Vom Typus passt es besonders zu fettleibigen Personen mit trägem Stoffwechsel.

Beauty-Effekt

Das Salz Nr. 22 hat sich bewährt bei Übergewicht/Fettleibigkeit; chronischen Ekzemen und generell Hauterkrankungen, Milchschorf, Neurodermitis. Außerdem hilft es bei übermäßigem Schwitzen und Kopfschweiß; bei Ekzemen zwischen Fingern und Zehen sowie bei Nagelwachstumsstörungen.

Nr. 23 Natrium bicarbonicum D6 (Natriumbikarbonat, Natron)

Natron hat die Eigenschaft, belastende Säuren zu binden und so ihre Ausscheidung zu fördern. Es wird vorwiegend bei Verdauungsstörungen eingesetzt und um Säuren im Körper zu neutralisieren. Es hilft auch, ausscheidungspflichtige Substanzen im Körper zu aktivieren (zum Beispiel die Harnsäure bei Gicht).

Beauty-Effekt

Durch den säurebindenden Effekt schützt das Salz Nr. 23 den Organismus und ebenso die Haut vor Belastungen durch aggressive Säuren. Deshalb findet es Anwendung bei trockener Haut und chronischen Hautbeschwerden, vorwiegend Hautentzündungen wie heftiger Akne.

Nr. 24 Arsenum jodatum D6 (Arsentrijodid)

Dieses Salz wirkt sehr gut bei chronischen Hauterkrankungen wie Akne und nässenden Hautausschlägen. Es hat sich auch bei Abmagerung und Erschöpfung bewährt und aktiviert die Abwehr.

Beauty-Effekt

Hautentzündungen, auch wenn sie hartnäckig sind, wie nässende Hautausschläge, jugendliche und hartnäckige Akne, Schuppenflechte und Kupferfinnen (Rosacea) sind die wichtigsten Einsatzgebiete.

BREIAUFLAGE ALS SALBENERSATZ

Steht Ihnen eine Salbe nicht zur Verfügung, dann ist eine Breiauflage ein adäquater Ersatz. Lösen Sie dafür fünf bis zehn Tabletten des jeweiligen Schüßler-Salzes (je nach Größe der Hautstelle) in etwas lauwarmem Wasser auf. Den so gewonnenen Brei streichen Sie messerrückendick auf die Haut auf, eventuell kleben Sie ein Pflaster darüber. Den Breiumschlag wenden Sie einmal täglich an. Er eignet sich vor allem bei leichten Hautirritationen wie Rötungen und Verletzungen und kann für einige Stunden auf der Haut bleiben.

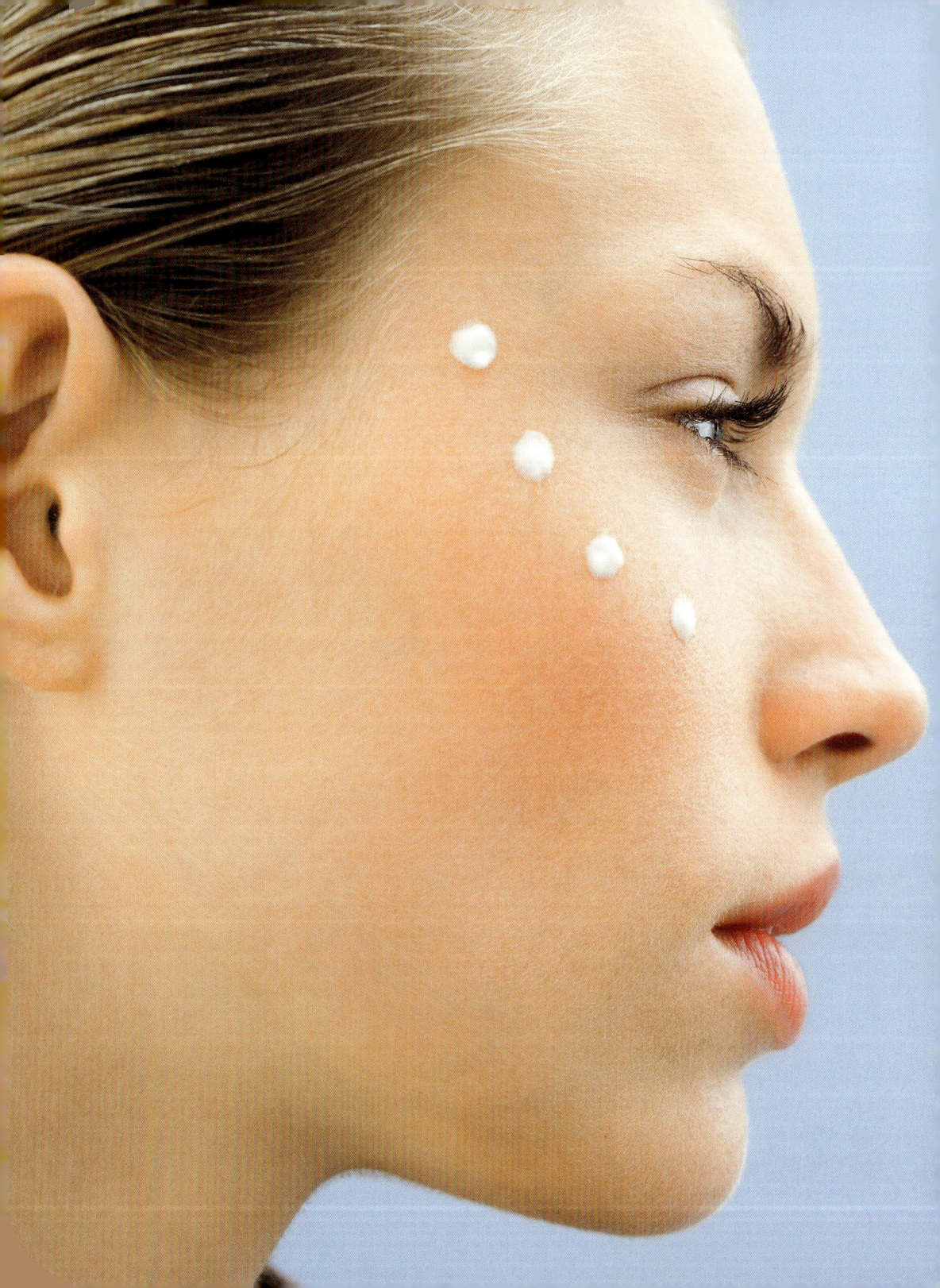

SCHÜSSLER-SALZE BEI HAUT-PROBLEMEN

Mit Schüßler-Salzen und -Salben lassen sich viele Probleme der Haut im Gesicht und am ganzen Körper lösen. Was Sie dazu wissen müssen, erfahren Sie auf den nächsten Seiten.

Ein strahlendes Gesicht dank Schüßler-Salzen		42
Zeitlose Schönheit für den ganzen Körper		58

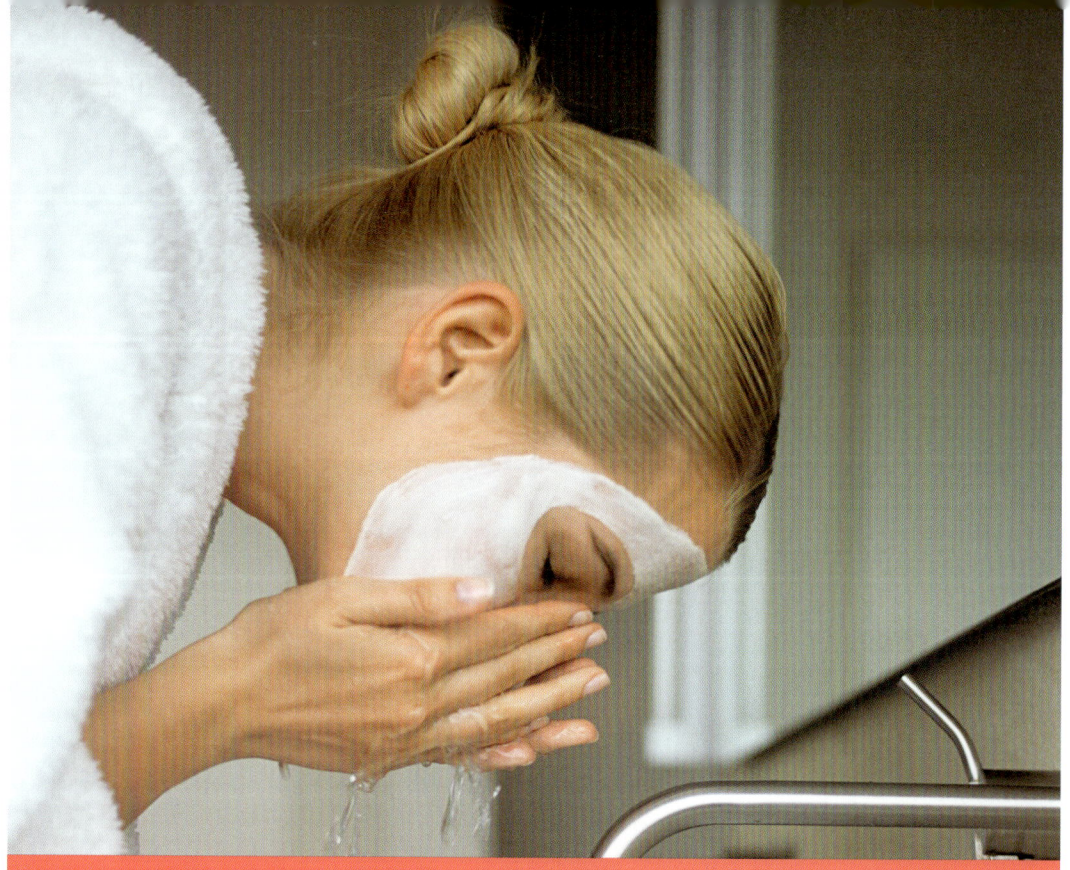

Ein strahlendes Gesicht dank Schüßler-Salzen

Lachfältchen und Krähenfüße zeugen von einem bewegten Leben, in dem es viel zu lachen gab. Deshalb sind sie unserer Schönheit nicht abträglich. Graben sich die Falten aber tief ins Gesicht, zieren rote Äderchen die Wangen oder umschatten dunkle Ringe unsere Augen, dann leidet unsere Haut. Ihr fehlen in den meisten Fällen Mineralsalze. Mit Schüßler-Salzen, unterstützt durch heilkräftige Pflanzen und andere Methoden, verhelfen Sie Ihrer Haut wieder zu vitalem Aussehen.

Augenprobleme

Fetteinlagerungen an den Augenlidern

Als Xanthelasmen (Xanthelasma) bezeichnet man rötlich bräunliche oder strohgelbe, bis fingernagelgroße begrenzte Knötchen in der Haut, die mit einer fettigen Substanz gefüllt sind. Am häufigsten findet man sie an den Augenlidern. Sie sind Zeichen einer Fettstoffwechselstörung (Hypercholesterinämie, Diabetes mellitus).

Schüßler-Salze

Nr. 9 Natrium phosphoricum D6, Nr. 10 Natrium sulfuricum D6 sowie die Salben Nr. 6 und Nr. 10 als Mischung – tragen Sie sie zweimal täglich auf. Die Behandlung dauert etwa sechs Monate.

Was sonst noch hilft

Ernähren Sie sich mit gesunden Fetten (essenzielle Fettsäuren, siehe Seite 54), nehmen Sie pflanzliche Arzneimittel ein, die den Fettstoffwechsel verbessern, etwa Präparate aus Artischocke (Apotheke, einzunehmen nach Packungsanleitung) oder Lindensplint-Abkochungen (die weiche Rinde der Linde); geben Sie einen Teelöffel Rinde in einen Liter Wasser und lassen das Ganze fünf Minuten köcheln. Trinken Sie über drei Wochen täglich zwei Tassen. Betupfen Sie damit auch die betroffenen Hautstellen.

Geschwollene Augenlider

Geschwollene Augenlider können die Folge von Nierenerkrankungen/-schwäche (Unterlider) oder von Allergien (Ober- und Unterlider) sein. Morgendliche Schwellungen der Oberlider deuten auf einen Lymphstau hin, bedingt durch Giftstoffe, die der Körper nachts nicht ausscheiden kann. Lassen Sie die Ursache von einem Arzt/Zahnarzt abklären, da auch Nerven- und Zahnerkrankungen als Auslöser infrage kommen können.

Schüßler-Salze

Generell: Nr. 9 Natrium phosphoricum D6, Nr. 10 Natrium sulfuricum D6 und Nr. 17 Manganum sulfuricum D6 | bei allergi-

AUGENFÄLTCHEN-CREME

Trockene Heizungsluft im Winter setzt der empfindlichen Haut um die Augen besonders zu. Sie schützen diesen Bereich mithilfe von Johanniskraut. Mischen Sie einen Tropfen Rotöl (Apotheke) in einen Salbenstrang von Nr. 11 und tragen Sie die Salbe über Nacht um die Augen auf.

NIERENKUR
Führen Sie mit Brenn-
nesseltee (Rezept siehe
Seite 92) über vier bis
sechs Wochen eine Kur
durch. Trinken Sie pro Tag
drei Tassen. Damit kurbeln
Sie die Nierenfunktion bei
Nierenschwäche an.

schen Ödemen: Nr. 22 Calcium carbonicum D6; zusätzlich die Salbe Nr. 1 mehrmals täglich auftragen.

Tränensäcke

Unter Tränensäcken versteht man mehr oder weniger ausgeprägte Schwellungen der Unterlider. Häufig handelt es sich dabei um Veränderungen des Fettgewebes (Schwund von Fettgewebe) in den Unterlidern. Sie können aber auch oft durch Lymphstau, Hauterschlaffung, Hautvermehrung, seltener durch Hautkrankheiten oder innere Krankheiten entstehen. Aus antlitzdiagnostischer Sicht deuten sie auf eine Schwäche der Nieren hin.

Schüßler-Salze

Nr. 4 Kalium chloratum D6 und Nr. 11 Silicea D12 und Nr. 16 Lithium chloratum D6 (alle drei Salze sind wichtig) | zusätzlich morgens und abends die Salben Nr. 1 und Nr. 11 gemischt auf Ober- und Unterlider auftragen (nicht die Lotion).

Was sonst noch hilft

Wichtig ist, dass Sie ausreichend Wasser trinken, um die Nieren zu entlasten; nötig sind 1,5 bis 2 Liter, falls keine Herzerkrankung dagegen spricht. Farbbestrahlung mit Blau (siehe Seite 20).

Bindegewebsschwäche

Couperose

Die Couperose ist eine dauerhafte Wangenröte, verursacht durch zahlreiche fadenförmige Gefäßerweiterungen. Sie stellt das erste Stadium der Rosacea (siehe Seite 46) dar. Es handelt sich um feine, rot-bläuliche Äderchen, die unter der Haut durchschimmern. Gerötete Haut kann ebenfalls Anzeichen für Couperose sein. Frauen im fünften Lebensjahrzehnt sind häufiger von Couperose betroffen als jüngere. Oft tritt die Couperose bei Menschen mit rotblonden Haaren und heller Haut auf. Als Ursache der Couperose wird eine Gefäßschwäche – angeboren oder erworben – (oft in Verbindung mit Besenreisern, Krampfadern) angenommen. Aus naturheilkundlicher Sicht entsteht die Couperose durch Darmgifte (bei chronischer Verstopfung), Bronchialerkrankungen sowie Venenstauungen im Beckenbereich (bei sitzender Tätigkeit). Alkohol, Nikotin, Sonnenbäder, große Kälte und Verdauungsstörungen verschlimmern die Couperose.

Schüßler-Salze
Nr. 4 Kalium chloratum D6 und Nr. 10 Natrium sulfuricum D6 sowie Salbe Nr. 1 im Wechsel mit Salbe Nr. 11.

Was sonst noch hilft
Gerbstoffe, wie sie zum Beispiel im Schwarztee enthalten sind, tragen dazu bei, dass sich die Äderchen zusammenziehen. Wenden Sie mehrmals pro Woche für 15 Minuten eine Kompresse mit schwarzem Tee (auch Teebeutel sind geeignet) an. Hilfreich sind noch Lasertherapie (siehe Seite 118), Dermoroller-Therapie (siehe Seite 116) und Hochfrequenz-Therapie (siehe Seite 117). Wichtig ist ein funktionierender Darm, also ein regelmäßiger Stuhlgang. Bei Darmbeschwerden empfehle ich, Ihren Stuhl bei einem Arzt oder Heilpraktiker über ein Fachlabor untersuchen zu lassen (Adressen, siehe Seite 121). Auch Hamamelis-Salbe kann wegen ihrer zusammenziehenden Wirkung helfen (siehe Seite 87).

Doppelkinn
Ein Doppelkinn entsteht durch Fetteinlagerung im Kinnbereich und Gewebeerschlaffung (durch mangelnde körperliche Bewegung, kein Sport). Antlitzdiagnostisch gesehen, deutet es auf eine Verfettung der Bauchdecke hin, die in den meisten Fällen auch vorhanden ist. Deshalb ist es besonders wichtig, Gewicht abzunehmen – das Doppelkinn verschwindet dann meist rasch.

Schüßler-Salze
Zum Ankurbeln des Fettstoffwechsels: Nr. 10 Natrium sulfuricum D6 | für die Straffung des Gewebes: Nr. 1 Calcium fluoratum D12 | massieren Sie zusätzlich die Salben Nr. 1 und Nr. 10 (eine morgens, eine abends) ins Kinn ein.

DOSIERUNG

Wenn bei den Schüßler-Salzen keine weiteren Angaben zur Dosierung stehen, dann gilt die Regeldosierung (siehe Seite 12). Zur Dosierung der Salben lesen Sie bitte auf Seite 12 nach. »Im Wechsel« bedeutet, dass Sie einmal, etwa morgens, die eine Salbe, das nächste Mal, etwa abends, dann die andere Salbe auftragen.

Was sonst noch hilft

Diese Massage hilft – zusammen mit dem Abnehmen und den Schüßler-Salzen –, dass das Doppelkinn verschwindet: Legen Sie die Fingerspitzen der rechten Hand unter das Kinn. Streichen Sie nun mit den Fingern immer nach seitlich außen zu einem Ohr hin, wieder zurück zum Kinn und dann zum anderen Ohr hin. Massieren Sie auf diese Weise Ihr Kinn fünf Minuten lang, und zwar mehrmals täglich. Sie regen so den Lymphfluss und damit den Abtransport von Schlackenstoffen an.

Rosacea

Bei der Rosacea, auch Kupferfinnen oder Akne rosacea, liegt eine eitrig-entzündliche Hauterkrankung des Gesichts (Nase und Nasenregion) vor. Es treten derbe, pickelartige Hautveränderungen auf, die oft Folge einer Couperose sind (siehe Seite 44). Aus naturheilkundlicher Sicht hängt sie mit einer gestörten Darmflora und Verstopfung zusammen. Hauptsächlich betroffen sind Frauen über 50. Bei Männern ist das Hautbild oft schlimmer.

Schüßler-Salze

Gegen die Entzündung, für eine bessere Darmtätigkeit: Nr. 10 Natrium sulfuricum D6 und Nr. 21 Zincum chloratum D6, zusätzlich Salbe Nr. 10 | bei hartnäckigen Hautentzündungen: Nr. 12 Calcium sulfuricum D6, Nr. 14 Kalium bromatum D6, Nr. 24 Arsenum jodatum D6 (alle drei Salze gleichzeitig einnehmen).

Was sonst noch hilft

Wichtig ist, für eine geregelte Verdauung zu sorgen und die Darmflora mit lebenden Keimen (Apotheke, einzunehmen nach Packungsanleitung) zu sanieren. Reduzieren Sie Rohkost, Schweinefleisch und Süßigkeiten, das bessert oft die Beschwerden. Ein- bis zweimal wöchentlich sollten Sie ein Gesichtsdampfbad mit Kamillenextrakt anwenden (siehe Seite 117) – es wirkt entzündungshemmend. Mithilfe eines Blutreinigungstees lässt sich das Hautbild verbessern (siehe Seite 91). Kombinieren Sie die Einnahme der Schüßler-Salze mit entzündungshemmenden Schie-

SULFAT-KUR

Als Behandlungseinstieg bei Rosacea eignet sich die Sulfat-Kur (siehe Seite 83) wegen ihrer entgiftenden Wirkung. Damit habe ich in meiner Praxis gute Erfahrungen gesammelt.

feröltabletten und -creme (Apotheke, anzuwenden nach Packungsanleitung). Bei hartnäckigen Beschwerden helfen Dermoroller-, Hochfrequenz- und Lasertherapie (siehe Seite 116, 117, 118). Farbbestrahlung mit Blau, Grün (siehe Seite 20).

Wangen, schlaffe

In der Antlitzdiagnostik der Biochemie sind schlaffe Wangen die Folge eines Mangels des Salzes Nr. 9 Natrium phosphoricum D6. Damit ist jedoch ebenso ein Hinweis auf eine toxische Belastung oder Belastung durch Säuren angesprochen, denn Nr. 9 ist ein Säureregulator. Säuren entstehen durch chemische Prozesse im Körper. Nahrung mit viel tierischem Eiweiß (Amino-, Phosphor- und Schwefelsäuren) ist die Hauptursache für ihre Entstehung. Saure Lebensmittel wie Zitronen bilden jedoch nicht immer Säuren. Bei einer Belastung durch Säuren versucht der Körper, einen Teil der Säure in den Magen zu verschieben (dort schadet sie nicht). Außerdem entzieht er Knochen und Knorpeln basisches Kalzium, um die Säure zu neutralisieren.

Schüßler-Salze

Nr. 9 Natrium phosphoricum D6 und Nr. 10 Natrium sulfuricum D6; Salbe Nr. 9 über Nacht auf die Wangen auftragen.

GU-ERFOLGSTIPP   BASENBAD MIT SCHÜSSLER-SALZEN, ZINNKRAUT UND RÜGENER HEILKREIDE

Dieses Bad macht Ihre Haut geschmeidig, strafft sie und wirkt entsäuernd auf den Körper. Für ein Vollbad benötigen Sie insgesamt 50 Gramm Rügener Heilkreide (Apotheke), je zehn Tabletten der Salze Nr. 9 Natrium phosphoricum D3, Nr. 10 Natrium sulfuricum D3 und Nr. 11 Silicea D3. Pulverisieren Sie die Tabletten und vermischen Sie sie mit der Heilkreide. Dann benötigen Sie noch eine Zinnkraut-Abkochung. Kochen Sie zwei Esslöffel Zinnkraut (Ackerschachtelhalm) in einem Liter Wasser zehn Minuten lang. Vermischen Sie den durch ein Sieb gegossenen Tee mit dem Pulver und geben Sie das Ganze ins angenehm warme Vollbad. Badedauer: 15 bis 20 Minuten.

Was sonst noch hilft

Basen spendende Mineralstoffe (zum Beispiel Dolomit-Urge-steinsmehl, siehe Seite 116) können Säuren puffern und unschädlich machen. Kartoffelsaft (Apotheke, einzunehmen nach Packungsanleitung) harmonisiert aufgrund seiner basischen Eigenschaft die Säure-Basen-Bilanz im Körper. Hilfreich sind auch Lasertherapie (siehe Seite 118), Hochfrequenz- und Dermoroller-Therapie (siehe Seite 117, 116). Johannisblütenöl mit Lichtwurzelauszug (siehe Bezugsquellen, Seite 121) fördert die Straffung der Haut und kann mit der Salbe Nr. 9 aufgetragen werden.

Falten, fettige Haut und mehr

Akne

Die meisten Menschen leiden in der Pubertät durch die verstärkte Talgproduktion und die hormonelle Umstellung des Körpers unter Akne: Es bilden sich Knötchen und Pusteln auf der Haut, die sich eitrig entzünden. Nach der Pubertät klagen vorwiegend Frauen über Akne, denn während der Periode kann sich die Entzündlichkeit der Haut verstärken. Aus naturheilkundlicher Sicht begünstigen Alkohol, Süßigkeiten und Rauchen die Entstehung der Akne oder verschlimmern die Symptome. Ebenso kann eine desolate Darmflora die Akne aufrechterhalten.

ANTI-PICKEL-KUR

Sie ist geeignet, wenn Sie unter hartnäckiger Akne leiden und die Schüßler-Salze nicht befriedigend gewirkt haben (siehe Seite 80). Verwenden Sie zusätzlich zu den bei der Kur genannten Salzen noch das entzündungshemmende Salz Nr. 3 und die Salbe Nr. 3.

Schüßler-Salze

Bei Akne mit vorwiegend fettiger Haut: Nr. 9 Natrium phosphoricum D6 | bei entzündlichen Pusteln mit Rötung, Schwellung, Juckreiz: Nr. 3 Ferrum phosphoricum D12 und Salbe Nr. 3 | bei Akne vorwiegend an Stirn, Brust und Rücken: Nr. 11 Silicea D12 | bei verhärteten Aknepusteln: Salbe Nr. 1 Calcium fluoratum | bei aggressiver, heftiger Akne: Nr. 10 Natrium sulfuricum D6 und Salbe Nr. 10; alternativ auch Nr. 21 Zincum chloratum D6 oder Nr. 23 Natrium bicarbonicum D6 oder Nr. 24 Arsenum jodatum D6 oder Nr. 15 Kalium jodatum D6 | bei Akne und akneähnlichen Hautausschlägen: Nr. 14 Kalium bromatum D6 | bei Akne während der Monatsblutung: Nr. 13 Kalium arsenicosum D6.

GU-ERFOLGSTIPP   SCHÜSSLER-PEELING – HAUTREINIGUNG PUR

Der Begriff Peeling stammt aus dem Englischen und bedeutet Schälen. Darunter versteht man eine gründliche Hautreinigung, die durch Abrieb erfolgt. Die Anwendung ist vor allem für grobporige, fettige Haut geeignet. Ist die Haut fahl, wird sie durch ein Peeling rosig, denn die »Schälkur« regt zugleich die Durchblutung an. Das Peeling erfolgt mechanisch, deshalb muss eine Peeling-Creme winzige Körnchen enthalten – sie tragen dazu bei, dass verhornte Schuppen aus der Oberhaut herausgelöst werden. Das Schüßler-Peeling hat den Vorteil, dass Sie gleichzeitig Mineralstoffe in die Haut einmassieren. Eine Anwendung pro Woche reicht aus, sonst wird die Haut zu stark gereizt.

Basis der Schüßler-Peeling-Creme ist naturbelassenes Kokosfett (siehe Seite 112), das durch seinen hohen Fettgehalt die Haut schützt. Zerstoßen Sie in einem Porzellanmörser zehn Tabletten Nr. 11 Silicea D3 nicht zu fein und mischen Sie die gleiche Menge Kokosfett (etwa einen Kaffeelöffel) darunter – fertig ist Ihr Schüßler-Peeling.

Was sonst noch hilft

Wenden Sie ein- bis zweimal wöchentlich ein Gesichtsdampfbad mit Kamille (siehe Seite 117) an. Außerdem hilft, wenn Sie sie vertragen, eine Gesichtspackung mit Teebaumöl (siehe Seite 57). Bei heftigen Entzündungen (hartnäckige, häufig wiederkehrende Pickel) mischen Sie unter die ausgewählte Salbe ein bis drei Tropfen Teebaumöl. Hilfreich ist auch der Blutreinigungstee (siehe Seite 91). Sowohl Hochfrequenz-Therapie (siehe Seite 117), Dermoroller-Therapie (siehe Seite 116) als auch Lasertherapie (siehe Seite 118) haben sich bei Akne sehr bewährt. Nehmen Sie kurmäßig Bierhefe (siehe Seite 112) ein, sie klärt die Haut. Bei Verdauungsstörungen (Verstopfung, Blähungen, Durchfall) rate ich Ihnen, von Ihrem Arzt oder Heilpraktiker über eine Stuhluntersuchung klären zu lassen, ob Störungen der Darmflora wie Besiedelung mit krankmachenden Pilzen vorliegen. Das ist oft bei Hautbeschwerden der Fall. Auch eine Untersuchung auf Nahrungsmittelunverträglichkeiten kann helfen, die Ursache zu identifizieren. Farbbestrahlung mit Blau (siehe Seite 20); Heilsteine: Bernstein, Hämatit (siehe Seite 21).

GYMNASTIK GEGEN FALTEN

Durch eine Gesichtsgymnastik werden die winzigen Mimikmuskeln trainiert. Üben Sie am besten vor einem Spiegel:

➤ Wangen einziehen und ein paar Sekunden halten, dann in die Ausgangsstellung; 15-mal wiederholen.

➤ Lippen zu einem O (wie ein Fischmaul) formen und ein paar Sekunden halten, dann in die Ausgangsstellung; 15-mal wiederholen.

➤ Mundwinkel nach oben ziehen und ein paar Sekunden halten, dann in die Ausgangsstellung; 15-mal wiederholen.

Fettige Haut

Bei fettiger Haut produzieren die Talgdrüsen übermäßig viel Fett. Wichtig ist, die Haut mittels Dampfbädern zu reinigen und mit trocknenden, fettentziehenden Masken zu pflegen (siehe Seite 57).

Schüßler-Salze

Salbe Nr. 9 Natrium phosphoricum oder Nr. 10 Natrium sulfuricum – nachts auftragen, um die Fettproduktion zu stoppen.

Was sonst noch hilft

Gesichtsdampfbäder (siehe Seite 117). Trinken Sie für drei bis vier Wochen täglich drei Tassen des Entgiftungstees zur Blutreinigung (siehe Seite 92). Bei extrem fettiger Haut hilft Ihnen das folgende Rezept: Mischen Sie die Salbe Nr. 8 im Verhältnis 2:1 mit einer entfettend wirkenden Efeuextrakt-Lotion (Adresse siehe Seite 121) und tragen Sie sie nach der Hautreinigung auf.

Gesichts- und Mimikfalten, Krähenfüße

Der häufigste Grund, weshalb Frauen und inzwischen vermehrt auch Männer einen Schönheitchirurgen aufsuchen, sind Falten im Gesicht sowie Krähenfüße (Fältchen an den äußeren Augenwinkeln). Diese werden mittels Laser oder operativer Verfahren (Lifting) behandelt. Dadurch sieht die Haut zwar wieder straff und glatt aus, die Ursache indes, der Mangel an den Stützsubstanzen Kalzium und Silizium, ist nicht beseitigt. Falten sind ein

Zeichen, dass die Haut altert (siehe Seite 16). Aus biochemischer Sicht ist die Regulation des Kalziumfluorid- und Silizium-Haushalts gestört – dadurch lässt die Spannkraft der Haut nach.

Schüßler-Salze

Bei Falten am wichtigsten: Nr. 1 Calcium fluoratum D12/D6/D3 und Nr. 11 Silicea D12/D6/D3 (wechseln Sie jeweils nach vier Wochen die Potenz in der angegebenen Reihenfolge) | zusätzlich sind die Salze Nr. 16 Lithium chloratum D6 und Nr. 21 Zincum chloratum D6 geeignet | Morgens und abends tragen Sie die Salben Nr. 1, Nr. 2 und Nr. 11 (alle drei Salben zu gleichen Teilen gemischt) auf oder alternativ die Lotionen Nr. 1 und Nr. 11 und die Salbe Nr. 2.

Hervorragende Ergebnisse bei Falten habe ich mit den folgenden ätherischen Ölen – kombiniert mit Schüßler-Salzen – erzielt: Mischen Sie von den Schüßler-Salben Nr. 1 und Nr. 11 jeweils den Inhalt einer Tube miteinander in einem sauberen, verschließbaren Gefäß (entsprechende Gefäße gibt es in der Apotheke). Rüh-

GU-ERFOLGSTIPP STRAFFENDES SILICEA-JOJOBA-ÖL

Es tut Ihrer Haut gut, strafft sie und lässt sie frisch aussehen. Wenden Sie es im Wechsel mit den Salben/Lotionen Nr. 1 und 11 an (zum Beispiel die Salben/Lotionen als Mischung morgens, das Öl abends): Nehmen Sie 30 Tabletten Nr. 11 Silicea D3 und pulverisieren Sie diese fein in einem Mörser oder einer Kaffeemühle. Das Pulver lösen Sie in einem kleinen Topf in 20 Milliliter heißem (am besten destilliertem) Wasser auf. Geben Sie 10 bis 15 Milliliter Mandelöl und 20 bis 40 Milliliter Jojobaöl dazu. Zusätzlich benötigen Sie noch 20 bis 30 Körnchen eines Emul-gators, damit sich Wasser und Öl verbinden (zum Beispiel Hobbythek-Emulgator Emulsan II, Apotheke). Nun erhitzen Sie die Lösung langsam bis auf 50 bis 60 °C (nicht wärmer, auf keinen Fall darf sie kochen!). Wenn sich die Emulgatorkörnchen aufgelöst haben, lassen Sie die Ölmischung abkühlen. Geben Sie zwei Tropfen Zypressenöl dazu und gießen Sie die Mischung in ein sauberes Fläschchen. Im Kühlschrank aufbewahren! Massieren Sie das Öl vor dem Schlafengehen in die Gesichtshaut ein. Schütteln Sie das Fläschchen vor jeder Anwendung.

ren Sie je zwei bis drei Tropfen Mandel-, Zypressen- und Rosengeraniumöl darunter, und tragen Sie die Salbe acht bis zwölf Wochen auf. Farbbestrahlung mit Rot (siehe Seite 20); Heilsteine: Chrysopras, Malachit (siehe Seite 21).

Was sonst noch hilft

Machen Sie eine Kur mit Bierhefe-Tabletten (Reformhaus, Apotheke, anzuwenden nach Packungsanleitung). Bierhefe enthält wichtige Vitalstoffe und wirkt entzündungshemmend. Essen Sie Tomaten, sie enthalten Lycopine, die für eine straffe Haut wichtig sind. Außerdem sind Fettsäuren gut: Ein Esslöffel Leinöl täglich bietet eine optimale Versorgung und hält Körper und Haut jung. Auch Kokosfett (Kokosöl) wirkt hervorragend auf die Haut und regt den Hautstoffwechsel an (siehe Seite 112). Mit Vitamin E lässt sich der Alterungsprozess verlangsamen.
Gegen Gesichtsfalten hilft Gesichtsgymnastik (siehe Seite 50). Des Weiteren helfen Hochfrequenz-, Dermoroller- und Lasertherapie (siehe Seite 117, 116, 118). Farbbestrahlung mit Rot (siehe Seite 20); Heilsteine: Chrysopras, Malachit (siehe Seite 21).

Raue Haut

Raue, derbe Haut kann einerseits Folge von Wettereinflüssen sein (bei Menschen, die viel im Freien arbeiten), andererseits die Folge eines gestörten Hautstoffwechsels oder eines Nährstoffmangels (Silicea, Fettsäuren oder Vitamin B_3) sein.

HARNSTOFF-SALBE

Harnstoff besitzt die Eigenschaft, Feuchtigkeit in der Haut zu halten, und hilft deshalb bei trockener und rauer Haut. Mischen Sie jeweils zirka 20 Gramm der Salben Nr. 1, Nr. 11 und Nr. 8 in einem Tiegel miteinander. Geben Sie dazu zirka 60 Gramm einer Lotion oder Salbe, die Harnstoff enthält, zum Beispiel Urea pura (fünf- bis zehnprozentig, Apotheke). Verrühren Sie alles gut miteinander, sodass es eine cremige Masse ergibt. Diese tragen Sie morgens und abends sorgfältig auf die betroffenen Hautstellen auf.

Schüßler-Salze

Bei rauer, derber Haut: Nr. 11 Silicea D12 und Nr. 21 Zincum chloratum D6; äußerlich die Lotionen Nr. 1 und Nr. 11 (eine morgens, eine abends).

Was sonst noch hilft

Wenden Sie regelmäßig eine Gesichtspackung an, die den Hautstoffwechsel fördert und ihr Feuchtigkeit verleiht (siehe Seite 57). Johannisblütenöl mit einem Auszug aus Lichtwurzel (Bezugsquellen, siehe Seite 121). Sie können auf das Öl die Schüßler-Salben Nr. 1 und Nr. 11 oder die Lotionen auftragen. Sollten Sie Ihre Haut oft waschen, empfehle ich eine Creme auf Milchsäurebasis, um den Säureschutzmantel (siehe Seite 15) der Haut wiederherzustellen.

Trockene und welk wirkende Haut

Ist die Haut trocken und welk, liegt aus biochemischer Sicht eine Störung des Feuchtigkeitshaushalts vor. Schüßler-Salze und -Salben können die normale Durchfeuchtung der Haut anregen und regulieren. Weitere Ursachen können trockene und kalte Witterung oder fehlende wichtige Vitalstoffe wie Eisen, Zink, Kieselsäure und Vitamine (Vitamin A, B_3 bzw. Niacin, E, H, Betacarotin) sein. Ebenso kann trockene, welke Haut auf einen Mangel an essenziellen Fettsäuren (siehe Seite 54) hinweisen. Tritt die trockene Haut vorwiegend im Winter auf, kann fehlende Sonne oder trockene Heizungsluft der Grund dafür sein.

Schüßler-Salze

Bei trockener Haut: Nr. 8 Natrium chloratum D6 und Salbe Nr. 8; alternativ auch Nr. 23 Natrium bicarbonicum D6 | bei trockener Haut im Alter, bei Frauen nach den Wechseljahren: Nr. 2 Calcium phosphoricum D6 und Salbe Nr. 2; zur Stabilisierung der Haut zusätzlich Nr. 21 Zincum chloratum D6 | bei trockenen Hautausschlägen mit einem mehlartigen Belag: Nr. 4 Kalium

TIPP

Bei extrem trockener, aber auch rauer Haut hat sich folgendes Rezept bewährt: Mischen Sie die Salbe Nr. 8 mit einigen Tropfen Johannisblütenöl mit einem Auszug aus Lichtwurzel (Bezugsquellen, siehe Seite 121) und massieren Sie diese Mischung sanft in die Gesichtshaut ein. Sie lässt Ihr Gesicht »lichtvoll« erstrahlen und verjüngt. Die Haut wird geschmeidig, bekommt Feuchtigkeit und wird gestrafft.

chloratum D6 und Salbe Nr. 4 | bei trockenen Ekzemen am Haaransatz: Nr. 8 Natrium chloratum D6 und Salbe Nr. 8 | bei trockener Haut mit weißlich gelben Krusten: Nr. 2 Calcium phosphoricum D6 und Salbe Nr. 2 | bei Lichtdermatosen (Veränderung der Haut aufgrund von UV-Einwirkung): Salbe Nr. 8 Natrium chloratum | bei Lichtdermatosen, die mit Schwielen der Haut (Lichtschwielen) einhergehen: Salbe Nr. 1 Calcium fluoratum | bei Lichtdermatosen, die mit Pigmentflecken einhergehen: Salbe Nr. 6 Kalium sulfuricum und Salz Nr. 19 Cuprum arsenicosum D6 | bei welker Haut: Nr. 11 Silicea D12/D6/D3 (wechseln Sie nach vier Wochen die Potenz) und Nr. 13 Kalium arsenicosum D6 (auch bei trockener Haut); zusätzlich die Salben Nr. 11 und Nr. 1.

Was sonst noch hilft

Gesichtspackungen helfen, das Hautbild zu verbessern und der Haut Nährstoffe zuzuführen (siehe Seite 57); bei trockener Haut empfehle ich innerlich zusätzlich Omega-3-Fettsäuren und/oder einen Vitamin-Komplex, der B-Vitamine und Betacarotin oder Vitamin A enthält (Apotheke, einzunehmen nach Packungsanleitung). Auch eine Aloe-vera-Packung (siehe Seite 57) kann Ihnen helfen. Gehen Sie einmal wöchentlich für zehn Minuten ins Solarium, wenn UV-Licht-Mangel der Grund sein kann. Trinken Sie außerdem mindestens 1,5 Liter Wasser pro Tag. Regelmäßige Saunagänge regulieren den Feuchtigkeitsgehalt der Haut. Hilfreich für die Entschlackung und Reinigung der Haut über die Nieren ist Petersilien-Frischpflanzensaft (Apotheke, Reformhaus, einzunehmen nach Packungsanleitung). Juckreiz lindern Teil- oder Vollbäder mit Natronpulver (Apotheke, Zubereitung nach Psckungsanleitung). Weiter fördern die Hautheilung Dermoroller-, Laser- und Hochfrequenz-Therapie (siehe Seite 116, 118, 117). Bei häufiger Hautreinigung ist es wichtig, mit einer Milchsäure-Creme (siehe Seite 15) den Säureschutzmantel der Haut wiederherzustellen.

Lippenprobleme

Entzündete, trockene und rissige Lippen

Die Lippenhaut ist sehr dünn und empfindlich und enthält keine Fett- und Talgdrüsen, die sie mit Feuchtigkeit versorgen. In der kalten Jahreszeit, bei trockener Heizungsluft und bei häufigem Wechsel von draußen und drinnen kann sie schnell austrocknen, spröd und rissig werden. Auch ein Eisenmangel kann die Empfindlichkeit der Lippen erhöhen.

Schüßler-Salze

Bei trockenen Lippen, um die Feuchtigkeit zu regulieren: Salbe Nr. 8 Natrium chloratum (tragen Sie anfangs die Salbe häufiger auf, etwa stündlich – mit dieser Stoßtherapie bekommen Sie das Problem schnell in den Griff) und Salz Nr. 8 Natrium chloratum D6 | bei rissigen, entzündeten Lippen: Salbe Nr. 3 Ferrum phosphoricum und Salz Nr. 3 Ferrum phosphoricum D12.

Lippenherpes

Verursacht werden die Bläschen an den Lippen durch Herpessimplex-Viren vom Typ 1. Die Viren »schlafen« in Nervenknoten und können, sobald das Immunsystem nicht intakt ist, eine Entzündung hervorrufen. Die Behandlung mit Schüßler-Salzen richtet sich nach der Farbe des Bläscheninhalts.

Schüßler-Salze

Bei Bläschen mit klarer Flüssigkeit: Nr. 8 Natrium chloratum D6 und Salbe Nr. 8 | bei Bläschen mit gelblicher Flüssigkeit: Nr. 10 Natrium sulfuricum D6 und Salbe Nr. 10 | bei Bläschen mit übel riechendem Sekret: Nr. 5 Kalium phosphoricum D6 und Salbe Nr. 5 | wenn die Bläschen durch Kälteeinwirkung entstanden: Nr. 18 Calcium sulfuratum D6.

Was sonst noch hilft

Betupfen Sie die Bläschen mehrmals am Tag mit Salbei- oder Melissentee (Apotheke, zuzubereiten nach Packungsanleitung).

TIPP

Honig wirkt antibiotisch und entzündungshemmend – tragen Sie deshalb mehrmals täglich etwas Honig dünn auf die Lippen auf.

Sommersprossen und Co.

DOSIERUNG
Wenn bei den Schüßler-Salzen keine weiteren Angaben zur Dosierung stehen, dann gilt die Regeldosierung (siehe Seite 12). Zur Dosierung der Salben lesen Sie bitte auf Seite 12 nach. »Im Wechsel« bedeutet, dass Sie einmal, etwa morgens, die eine Salbe, das nächste Mal, etwa abends, dann die andere Salbe auftragen.

Rote Hautflecken

Neigt Ihre Haut zu rötlichen Flecken, ist sie besonders empfindlich. Oft juckt sie und neigt zu Entzündungen. Solche Erscheinungen können auf Nährstoffmängel hindeuten, zum Beispiel von Zink, Silizium oder den Vitaminen A, B und H (Biotin). Werden zu wenig essenzielle Fettsäuren mit der Nahrung aufgenommen, führt dies ebenfalls zu empfindlicher, fleckiger Haut.

Schüßler-Salze

Generell: Nr. 3 Ferrum phosphoricum D12 und Salbe Nr. 3 | zusätzlich bei fettiger Haut: Nr. 9 Natrium phosphoricum D6 und Salbe Nr. 9 | zusätzlich bei trockener Haut: Nr. 8 Natrium chloratum D6 und Salbe Nr. 8.

Was sonst noch hilft

Nehmen Sie kurmäßig Birkensaft ein, am besten im Frühjahr oder Herbst für vier Wochen; auch Omega-3-Fettsäuren (z.B. Leinöl, ein Teelöffel täglich) helfen Ihrer Haut. Weitere Hinweise finden Sie ab Seite 110. In der Praxis haben sich bei Hautflecken die Dermoroller-, Laser- und Hochfrequenz-Therapie (siehe Seite 116, 118, 117) bewährt.

Sommersprossen

Sommersprossen werden verursacht durch Pigmenthäufungen in der Oberhaut. Dort produzieren Hautzellen zu viel Melanin (Hautpigment). Sommersprossen treten bevorzugt bei blond- und rothaarigen Menschen mit heller Haut auf. Die Frühjahrssonne fördert die Bildung von Sommersprossen. Im Alter verblassen sie häufig.

Schüßler-Salze

Das wichtigste Salz zum Aufhellen der Flecken ist Nr. 6 Kalium sulfuricum D6 und die Salbe Nr. 6. Tragen Sie die Salbe im Wechsel mit Rizinusöl auf.

Beauty für sie: Packungen und Masken

Vor einer Gesichtspackung machen Sie am besten ein Gesichtsdampfbad (siehe Seite 117) oder legen für fünf Minuten ein feuchtheißes Tuch auf. Dadurch öffnen sich die Hautporen, und die Wirkstoffe können gut in die Haut einziehen. Bei fettiger Haut und Mitessern/Unreinheiten wenden Sie vorher das Schüßler-Peeling an (siehe Seite 49).

Aloe-vera-Maske: feuchtigkeitsspendend

Bei trockener, müde wirkender Haut hilft frisches Aloe-Gel. Schneiden Sie ein Blatt einer Aloe-vera-Pflanze (siehe Seite 87) ab und schlitzen es seitlich auf. Verteilen Sie nun das Gel auf der Haut. Die enthaltenen Aminosäuren, Vitamine und Mineralstoffe regen den Stoffwechsel an und machen Ihre Haut zart und rosig, außerdem wirkt das Gel antibakteriell. Lassen Sie es einwirken. Ist es getrocknet, tragen Sie die Schüßler-Salbe Nr. 11 auf.

Mineralstoffmaske: reinigend, klärend, fettentziehend

Mit dieser Gesichtspackung geben Sie Ihrer Haut wertvolle mineralische Nährstoffe. Sie fördert die Hautentschlackung und wirkt kräftigend, klärend und straffend – vor allem bei fettiger und unreiner Haut. Sie benötigen dafür eine gröbere Heilerde (Apotheke/Reformhaus) sowie jeweils 10 bis 15 Tabletten der Salze Nr. 10 Natrium sulfuricum D3 und Nr. 11 Silicea D3. Zerstoßen Sie die Tabletten in einem Mörser zu feinem Pulver, vermengen es mit zwei bis drei Esslöffeln Heilerde und verrühren die Mischung mit heißem Wasser zu einem Brei. Diesen Brei streichen Sie abends auf Ihre Haut – Lippen und Augen sparen Sie aus – und lassen ihn eintrocknen. Nach zirka 20 Minuten waschen Sie die Haut lauwarm ab und tragen zur Pflege die Salben Nr. 1 und Nr. 11 über Nacht auf. Wenden Sie die Maske ein- bis zweimal wöchentlich an.

Teebaumöl-Packung: entzündungshemmend

Neigt Ihre Haut zu Entzündungen (Pickel, rötliche Hautflecken), empfehle ich die Salbe Nr. 3 und Teebaumöl. Nehmen Sie einige Salbenstränge der Salbe Nr. 3 und vermischen sie in einer Untertasse mit drei bis fünf Tropfen Teebaumöl. Diese Mischung tragen Sie abends dünn auf die Haut auf und lassen sie über Nacht einziehen. Morgens waschen Sie Ihr Gesicht mit einer pH-neutralen Flüssigseife. Sie können die Packung, je nach Heftigkeit Ihrer Hautprobleme, zwei- bis dreimal wöchentlich anwenden.

Wichtig: Achten Sie darauf, nichts davon in Augennähe zu bringen. Haben Sie eine empfindliche Haut, sollten Sie erst in der Armbeuge testen, ob Sie Teebaumöl vertragen.

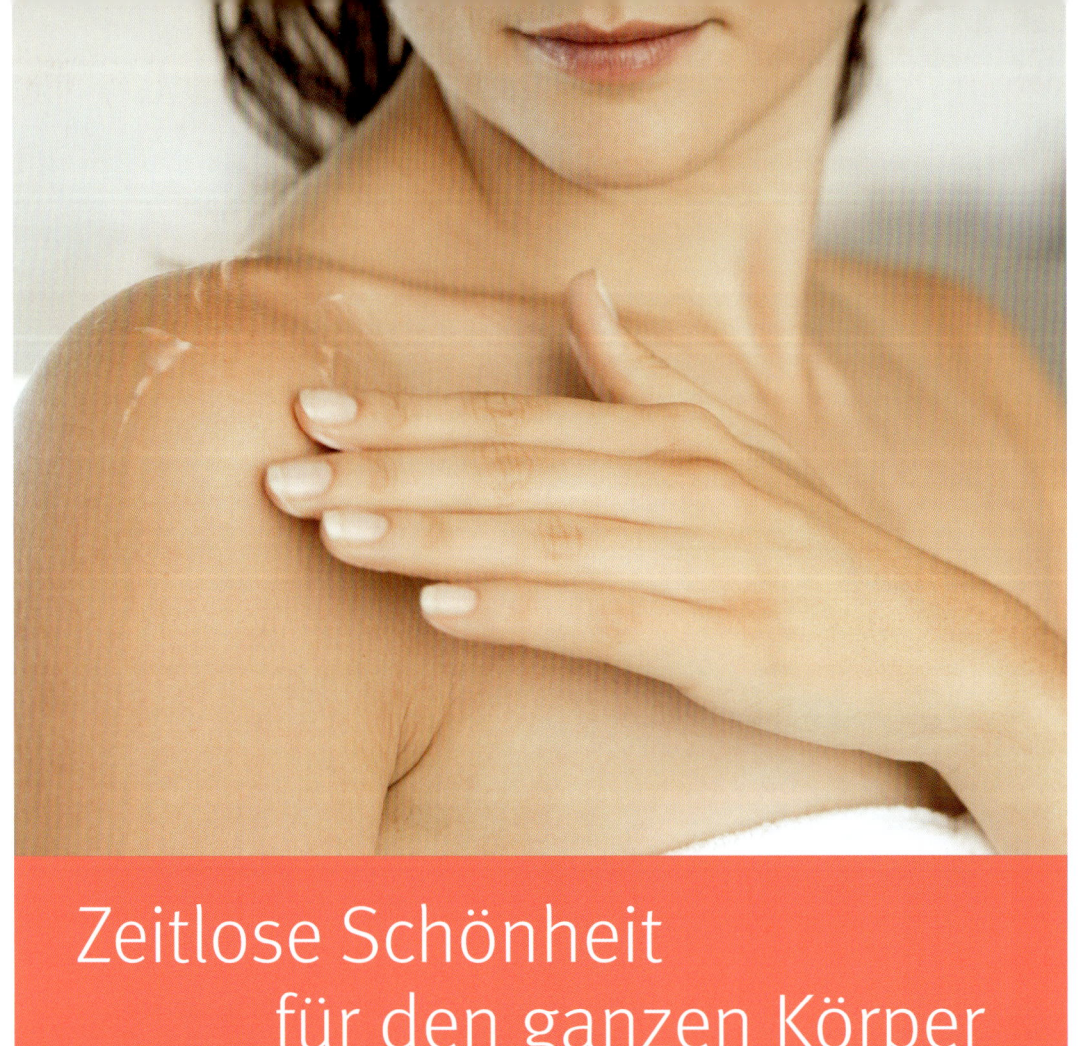

Zeitlose Schönheit für den ganzen Körper

Für den Körper sind Schüßler-Salben und -Salze nicht nur wichtig, weil sie vielfältige Funktionen unterstützen, sondern weil sie auch einen funktionierenden Hautstoffwechsel gewährleisten. Das heißt: Durch Schüßler-Salze bleibt Ihre Haut gesund und geschmeidig; ist sie bereits in Mitleidenschaft gezogen, können Sie die Behandlung mit den Funktionsmitteln und ihren Salben unterstützen. Genauso wichtig sind Hautpflege, Ernährung, ein gesundes Maß an Sonneneinstrahlung und frische Luft.

Bindegewebsschwäche

Besenreiser, Krampfadern, geschwollene Beine

Erschlaffen und erweitern die Venen, das heißt die Gefäße, die das Blut zum Herzen zurücktransportieren, dann sind Besenreiser oder Krampfadern die Folge. Besenreiser nennt man die rötlich blauen erweiterten Äderchen, die fein verästelt unter der Hautoberfläche verlaufen. Während Besenreiser eher ein kosmetisches Problem sind, stellen Krampfadern eine krankhafte Erweiterung der Venen, oft mit Durchflussstörungen, dar, die als bläulich verdickte Blutgefäße mit schlängelndem Verlauf an den Beinen sichtbar werden können. Besenreiser und Krampfadern beeinträchtigen unser Schönheitsgefühl, und viele Frauen trauen sich nicht, ihre Beine zu zeigen. Rauchen, Bewegungsmangel, Schwangerschaft oder Stehen im Beruf begünstigen das Entstehen. Frauen sind häufiger betroffen als Männer.

Schüßler-Salze

Generell bei Venenerweiterung helfen die beiden Salze Nr. 1 Calcium fluoratum D12/D6/D3 und Nr. 11 Silicea D12/D6/D3 (wechseln Sie jeweils nach vier Wochen die Potenz in der angege-

---

VENENLOTION SELBST HERSTELLEN

Mischen Sie jeweils 50 Gramm der beiden Schüßler-Lotionen Nr. 1 und Nr. 11 in einem sauberen und verschließbaren Gefäß. Geben Sie nun jeweils fünf bis zehn Tropfen der auf Seite 60 genannten ätherischen Öle dazu (die Lotion darf dadurch nicht zu flüssig werden). Reiben beziehungsweise »klopfen« Sie die Venenlotion morgens und abends in die Haut ein. Sinnvoll ist es, diese Anwendung für drei bis sechs Monate beizubehalten. Das Venengewebe wird fester, Besenreiser können sich verkleinern, ausgeprägte Krampfadern werden jedoch nicht verschwinden. Allerdings besteht die Möglichkeit, dass nach einem operativen Eingriff (Stripping) das erneute Auftreten verzögert wird.

VENENGYMNASTIK GEGEN KRAMPFADERN

Bewegung ist wichtig, um die Muskulatur der Beine zu stärken und um die bei Krampfadern nicht mehr funktionierende Venenpumpe wieder in Gang zu setzen. Zusätzlich entstaut die Gymnastik das Gewebe (Ödeme).

> Venenwippe: Legen Sie ein stabiles Brett mittig auf ein Rundholz, stellen Sie sich darauf und wippen Sie.

> Fahrrad fahren: Durch das gleichmäßige Treten ist es gut geeignet. Auf einem Heimtrainer lässt es sich ohne Ausrede bei jeder Witterung durchführen.

benen Reihenfolge) und die zugehörigen Salben – sie straffen und festigen Venengewebe. Meinen Patienten empfehle ich, je eine Tube der beiden Salben zu mischen und jeweils 2 Tropfen der folgenden straffend wirkenden ätherischen Öle unterzurühren: Zypressen-, Grapefruit-, Wacholder- und Lavendelöl. Tragen Sie diese Salben-Öl-Mischung möglichst zweimal täglich auf (auf Krampfadern nur einklopfen, nicht massieren!) | alternativ können Sie die Hamamelis-Salbe (siehe Seite 87) anwenden | Sollten Sie aufgrund Ihrer Venenschwäche/Krampfadern im Sommer Schwellungen an den Unterschenkeln (Ödeme) haben, nehmen Sie Nr. 10 Natrium sulfuricum D6 als »Heiße Sieben« (siehe Seite 12).

Was sonst noch hilft

Venenfestigend und zusammenziehend wirken pflanzliche Extrakte, die Gerbstoffe enthalten, zum Beispiel aus Weinrebenblättern (Apotheke) oder Hamamelis (siehe Seite 87). Um den venösen Rückfluss zu fördern, sind ansteigende Fußbäder (siehe Seite 85) geeignet (nicht bei Venenentzündungen). Achten Sie aber darauf, die Temperatur nur so weit zu erhöhen, wie es für Sie noch angenehm ist. In Apotheken gibt es außerdem fertige venenwirksame Teemischungen zum Trinken, die das Kraut von Schafgarbe, Hamamelis, Buchweizen, Rosmarin und Hirtentäschel sowie Rosskastanienblüten enthalten. Zinnkraut (botanisch Ackerschachtelhalm) stärkt die Venen aufgrund seines hohen Kieselsäuregehalts (Teerezept siehe Seite 90). Der Tee wirkt außerdem ausschwemmend.

Blaue Flecken

Kommt es bei Ihnen nach einer stumpfen Krafteinwirkung wie einem Stoß schnell zu blauen Flecken (Blutergüssen), liegt eine Gefäßschwäche vor. Dabei tritt das Blut in das Gewebe aus. Auslöser für die Gefäßschwäche können gerinnungshemmende Medikamente sein, oder es liegt ein Mangel an Mineralsalzen vor, die die Gefäße kräftigen, zum Beispiel Silizium oder Kalzium. Vitamin-C- und -D-Mangel fördern das Entstehen blauer Flecken.

Schüßler-Salze

Zur Festigung des Gewebes: Lotionen Nr. 11 Silicea im Wechsel mit Nr. 1 Calcium fluoratum als Ganzkörperlotion, eine abends, eine morgens | bei akuten blauen Flecken: Salbe Nr. 3 Ferrum phosphoricum | gegen die Veranlagung für blaue Flecken: Salz Nr. 11 Silicea D12/D6/D3 (wechseln Sie jeweils nach drei Wochen die Potenz in der angegebenen Reihenfolge).

Was sonst noch hilft

Straffend auf das Gewebe wirkt Zinnkrauttee (siehe Seite 90) oder -saft (Schachtelhalm). Machen Sie eine vier- bis sechswöchige Kur mit Schachtelhalmsaft (siehe Frischpflanzensäfte, Seite 117). Vitamin C und D (Apotheke/Reformhaus, anzuwenden nach Packungsanleitung) wirken der schnellen Bildung von blauen Flecken entgegen.

Brusterschlaffung

Sind die Brüste nicht straff und fest geformt, ist das Gewebe erschlafft. Das ist zwar keine Krankheit, kann aber das Körpergefühl beeinträchtigen. Die Gewebeerschlaffung ist Ausdruck einer Bindegewebsschwäche. Sie prägt sich stärker aus, wenn kein BH getragen wird und in der Nahrung über lange Zeit Vitalstoffe wie Kalzium, Magnesium, Proteine sowie die Vitamine C und D fehlen. Schüßler-Salze und -Salben helfen, das Gewebe zu festigen.

POTENZWECHSEL

Sind Ihre Beschwerden hartnäckig und reagieren schlecht auf die Behandlung mit Schüßler-Salzen, empfehle ich Ihnen, alle vier Wochen die Potenz der Salze zu wechseln. Ich habe beobachtet, dass dadurch Blockaden gelöst werden und auch bei hartnäckigen Problemen noch eine Heilreaktion zustande kommt. Von den Basissalzen gibt es drei, von den Ergänzungssalzen zwei unterschiedliche Potenzen.

Schüßler-Salze

Tragen Sie morgens die Salbe Nr. 1 Calcium fluoratum und abends die Salbe Nr. 11 Silicea auf. Mischen Sie zuvor in der Hand einen fünf Zentimeter langen Salbenstrang (bei Bedarf auch mehr) mit je ein bis zwei Tropfen Zypressen- und Grapefruitöl. Am besten massieren Sie die Salben in kreisenden Bewegungen in die Brüste ein. Zusätzlich nehmen Sie die Salze Nr. 1 Calcium fluoratum D12 und Nr. 11 Silicea D12 für mehrere Monate ein.

Was sonst noch hilft

Hilfreich für die Gewebefestigung ist Sport oder Gymnastik (Schwimmen, Rudern, Fahrradfahren oder Dehnübungen). Tragen Sie regelmäßig einen BH. Gute Erfolge sind in Kombination mit einer Schröpftherapie zu erwarten (siehe Seite 119), die Sie zu Hause durchführen können. Zusammen mit der Schröpfmassage wenden Sie die Lotion Nr. 11 an. Tragen Sie die Lotion dünn auf der Haut auf, dann schröpfen Sie.

GU-ERFOLGSTIPP

SALBEN-ÖL-MISCHUNG GEGEN CELLULITE

Nehmen Sie jeweils einen oder mehrere Salbenstränge der Salben Nr. 10 und Nr. 11 und mischen Sie sie in der Hand mit zwei bis vier Tropfen Grapefruit- und Zypressenöl, die straffend wirken. Diese Mischung massieren Sie morgens und abends in die betroffene Haut ein.

Cellulite

80 Prozent der Frauen über 20 Jahre leiden unter der sogenannten Orangenhaut oder Cellulite – vor allem an Po, Bauch und Oberschenkeln, sogar schon junge Mädchen in der Pubertät klagen darüber. Auslöser ist eine Veränderung im Fettgewebe der Haut, das heißt, Fettzellen durchdringen die Schicht an Kollagenfasern (siehe Seite 25). Dadurch sieht die Haut aus, als hätte sie kleine Dellen in der Oberhaut oder wie die Schale einer Orange (deshalb Orangenhaut). Männer sind seltener betroffen. Das hängt damit zusammen, dass bei Frauen die Bindegewebestruktur unter der Oberhaut elastischer ist als bei Männern. Frauen besitzen außerdem mehr Fettzellen. Die bei Männern netzförmig angeordneten Kollagenfasern stehen bei Frauen parallel und weiter auseinander – so können sich Fettzellen hindurchzwängen. In den Zwischenräumen lagern sich außerdem Schlackenstoffe und Wasser ab. Hormonelle Einflüsse (Östrogen, zum Beispiel durch Einnahme der Pille), genetische Faktoren und schwaches Bindegewebe fördern das Fortschreiten der Cellulite.

Schüßler-Salze

Wichtig bei Cellulite: Salz Nr. 10 Natrium sulfuricum D3 (oder Nr. 8 Natrium chloratum D3), Nr. 11 Silicea D3, Nr. 1 Calcium fluoratum D12/D6 und Nr. 4 Kalium chloratum D6. Je Salz nehmen Sie zwei bis vier Tabletten über den Tag verteilt ein; ergänzend ist noch das Salz Nr. 17 Manganum sulfuricum D6 geeignet | Mit meiner vor Jahren entwickelten Salben-Öl-Mischung habe ich sehr gute Erfahrungen in der Praxis gesammelt (siehe links).

Was sonst noch hilft

Wichtig ist, Durchblutung und Lymphfluss anzuregen, Übergewicht abzubauen, das Bindegewebe zu festigen und das Gewebe zu entschlacken und zu entsäuern (siehe Kuren, Seite 81, Cellulite-Tee, Seite 92). Trinken Sie 1,5 bis 2 Liter Wasser, verzichten Sie aufs Rauchen (das beeinträchtigt die Zirkulation in den kleinen Blutgefäßen) und treiben Sie Sport (Schwimmen, Trampolinspringen, Radfahren, Joggen) – das fördert den Behandlungserfolg. Tipps für die Ernährung finden Sie auf Seite 110. Bewährt hat sich bei Cellulite die Schröpftherapie (siehe Seite 119). Wichtig ist, die empfohlenen Anwendungen zwei- bis dreimal wöchentlich durchzuführen. Achten Sie außerdem auf einen geregelten Stuhlgang, denn Darmträgheit fördert die Ablagerung von Toxinen in der Haut und so die Cellulite. Zum Entsäuern des Gewebes eignet sich Dolomit-Urgesteinsmehl (siehe Seite 116). Mit Bierhefe-Tabletten (siehe Seite 112) führen Sie dem Körper wichtige B-Vitamine und andere Vitalstoffe zu, die die Haut schützen und zur Zellregeneration beitragen. Auch Dermoroller-Therapie (siehe Seite 116), Algenwickel (werden in Kosmetikstudios angeboten) und das geduldige Ausmassieren der »Dellen« mit den Fingerspitzen sind Schritte zum Erfolg.

Fleckige Haut

Altersflecken, Pigmentflecken

Als Altersflecken bezeichnet man bräunlich gelbliche Hautflecken. Sie treten bevorzugt im Gesicht und an den Händen auf.

TIPP

Mit Aquajogging (Laufen im Wasser) können Sie der Cellulite an den Beinen und am Po Adieu sagen. Der Wasserdruck wirkt wie eine Bindegewebsmassage, dadurch werden die Schlackenstoffe aus dem Gewebe entfernt.

TIPP

Vorteilhaft bei Cellulite ist eine Rubbelmassage. Rubbeln Sie wenigstens einmal am Tag die Haut an den Problemzonen mit einem Massagehandschuh (Drogeriemärkte), um die Blutzirkulation anzukurbeln.

TIPP

Das Enzym Bromelain aus der Ananas kann Altersflecken aufhellen. Tränken Sie einen Wattebausch mit dem Saft einer frischen Ananas und betupfen Sie damit mehrmals täglich die Haut.

Altersflecken haben nichts mit dem Alter zu tun, sondern sind Ausdruck einer Stoffwechselstörung des Darms und Folge von langjähriger Verstopfung und Blähungen. Dadurch entstehen Fäulnis- und Gärungsgifte, die der Körper als Schutzmaßnahme in der Haut deponiert. Bei Sonneneinstrahlung kommt es über fototoxische Reaktionen zu chemischen Umwandlungen – die Hautflecken entstehen.

Schüßler-Salze

Gegen die Flecken: Nr. 6 Kalium sulfuricum D6 und Salbe Nr. 6 über mehrere Wochen | zur Regulierung der Verdauung: Nr. 10 Natrium sulfuricum D6 | zusätzlich zu beiden Salzen Nr. 19 Cuprum arsenicosum D6.

Was sonst noch hilft

Tragen Sie im Wechsel mit der Salbe Nr. 6 zweimal täglich Rizinusöl auf die Haut auf. Rizinus hemmt die Melaninproduktion, außerdem hilft es durch seine antibakterielle Wirkung auch bei unreiner Haut. Achten Sie auf einen guten Sonnenschutz, da Sonnenlicht die Pigmentierung verschlimmert. Hilfreich ist auch die Dermoroller-Therapie (siehe Seite 116).

Vitiligo

Vitiligo, die Weißfleckenkrankheit, ist eine Störung, bei der Hautpigmente verloren gehen. Deshalb treten größere oder kleinere umschriebene weißliche Flecken im Gesicht und an den Extremitäten auf. Ursache sind Autoimmunstörungen (das Immunsystem reagiert gegen den Körper). Die Krankheit ist schwer zu behandeln, ein Versuch mit Schüßler-Salzen lohnt sich dennoch.

HILFE IM INTERNET

Leiden Sie an Vitiligo, dann finden Sie im Internet hilfreiche Informationen zu diesem Thema (siehe Adressen, Seite 122).

Schüßler-Salze

Generell hilfreich bei Pigmentstörungen: Nr. 1 Calcium fluoratum D12, Nr. 6 Kalium sulfuricum D6 und Nr. 19 Cuprum arsenicosum D6 (alle Salze sind wichtig); zusätzlich mischen Sie je einen Salbenstrang der Salben Nr. 1, Nr. 4 und Nr. 6 in der Hand und tragen die Mischung zwei- bis dreimal täglich dünn auf | falls nach acht Wochen kein Erfolg eintritt, empfehle ich als Alternative Nr. 8 Natrium chloratum D6 und Salbe Nr. 8.

Was sonst noch hilft
Bestrahlungen mit UV-B-Licht; Lasertherapie (siehe Seite 118).

Hautprobleme am Körper

Analausschlag
Ausschläge im Bereich des Afters können durch mechanische Einflüsse (Reibung), Reizstoffe (Seifen), Hautpilze, scharfe Gewürze, chronische Verstopfung oder bei Hämorrhoiden entstehen.

Schüßler-Salze
Gegen die Entzündung: Salbe Nr. 3 Ferrum phosphoricum, mehrmals täglich, vor allem nach dem Stuhlgang, auftragen.

Was sonst noch hilft
Machen Sie warme Sitzbäder mit Eichenrindenzusatz (Apotheke). Die Gerbstoffe in der Rinde lindern Entzündungen. Meiden Sie scharfe Gewürze wie Pfeffer und Chili. Reinigen Sie den Analbereich nach jedem Stuhlgang mit einer milden Flüssigseife.

Hautausschlag mit Bläschen
Unter Hautausschlag versteht man plötzliche Veränderungen der Haut – am ganzen Körper oder auf bestimmte Bereiche beschränkt. Mit Bläschenbildung können allergische (etwa Nesselausschlag) und infektiöse Hauterkrankungen, etwa Herpes-Infektionen wie Lippenherpes (siehe Seite 55), einhergehen.

Schüßler-Salze
Für die Behandlung mit Schüßler-Salzen sind das Aussehen und der Inhalt der Bläschen wichtig, nicht die Ursache.
Bei mit klarer Flüssigkeit gefüllten Hautbläschen: Nr. 8 Natrium chloratum D6 und Salbe Nr. 8 | bei Bläschen mit gelblicher Flüssigkeit: Nr. 10 Natrium sulfuricum D6 und Salbe Nr. 10 | bei

TIPP
Beugen Sie einer Verstopfung vor, indem Sie sich ballaststoffreich ernähren oder Flohsamen (Apotheke) essen. Dadurch halten Sie Ihren Stuhlgang weich.

SCHÜSSLER-PUDER SELBST HERSTELLEN

Ein Puder ist bei nässenden Ausschlägen oft besser geeignet als eine Salbe, ist aber als Schüßler-Puder im Handel nicht erhältlich. So stellen Sie den Schüßler-Puder selbst her: Pulverisieren Sie in einem absolut sauberen Mörser (am besten ausgekocht) je zehn Tabletten der Salze Nr. 10 Natrium sulfuricum D6, Nr. 3 Ferrum phosphoricum D6 und Nr. 6 Kalium sulfuricum D6. Füllen Sie das Pulver in einen sauberen Salzstreuer und bepudern Sie damit mehrmals täglich die erkrankte Haut. Sie können den Puder ebenso in der Apotheke herstellen lassen. Dort bekommen Sie auch spezielle Gefäße mit Lochdeckel zum Einfüllen.

Bläschen mit übel riechendem Sekret: Nr. 5 Kalium phosphoricum D6 und Salbe Nr. 5 | bei Brandblasen: Nr. 4 Kalium chloratum D6 und Salbe Nr. 4 (um die Blase herum auftragen). Heilsteine bei Allergien: Fluorit, Aquamarin, Aventurin (siehe Seite 21).

Was sonst noch hilft

Lassen Sie vom Hautarzt untersuchen, um welche Art Hautausschlag es sich handelt. Danach richtet sich die weitere Behandlung. Hilfreich sind Eigenurintherapie (siehe Seite 116), Kokosfett (siehe Seite 112), Birkensaft (siehe Seite 91) und Hochfrequenz-Therapie (siehe Seite 117).

Hautausschlag, nässender

Nässenden Hautausschlägen liegen verschiedene Ursachen zugrunde. Oft sind es Unverträglichkeitsreaktionen oder Allergien. Auch Umweltgifte, Kontaktreaktionen mit verschiedenen Substanzen, bakterielle Einflüsse oder Hautpilze (siehe Seite 68) kommen als Auslöser in Betracht. Im Unterschied zum Bläschenausschlag sind beim nässenden Ausschlag nicht immer Bläschen zu sehen. Die Haut ist an der betroffenen Stelle schmierig.

Schüßler-Salze

Generell: Nr. 10 Natrium sulfuricum D6 und Salbe Nr. 10; alternativ Nr. 23 Natrium bicarbonicum D6 | bei einem gelblich-schmierigen Belag: Nr. 6 Kalium sulfuricum D6 und Salbe Nr. 6 | bei hartnäckigen Entzündungen mischen Sie die für Sie passende Salbe (siehe Seite 19) mit einigen Tropfen Teebaumöl | Gute Erfahrungen habe ich mit Schüßler-Puder gemacht (siehe GU-Erfolgstipp oben) | zur Anregung der Entgiftung als Behandlungseinstieg ist die Sulfat-Kur geeignet (siehe Seite 83).

Was sonst noch hilft

Ich empfehle Ihnen den Entgiftungstee (siehe Seite 92) – er hat sich bei allen Hautbeschwerden bewährt. Meiden Sie Süßigkeiten, Schweinefleisch und scharfe Gewürze. Sollten Sie keine Besserung Ihrer Beschwerden erfahren, rate ich zu einer Untersuchung auf Nahrungsmittelunverträglichkeiten beim Arzt oder Heilpraktiker. Die Behandlungen mit Eigenurin (siehe Seite 116), Hochfrequenz-Therapie (siehe Seite 117) und Lasertherapie (siehe Seite 118) unterstützen die Hautheilung.

Hauterkrankungen, chronisch-hartnäckige

Hartnäckige Hautausschläge, Ekzeme oder Pickel und Pusteln frustrieren, wenn sie nicht schnell wieder abheilen. Oft werden dann Kortison-Salben vom Hautarzt verordnet. Doch dies ist keine Dauerlösung. Solange Sie die Salbe anwenden, ist die Haut okay, hören Sie damit auf, beginnt das Drama von vorn. Zudem wird die Haut immer dünner, empfindlicher bis pergamentpapierartig. Oftmals wissen wir gar nicht, warum sich die Haut entzündet oder mit Pickeln, Pusteln oder Ekzemen reagiert. Dahinter können bakterielle Infektionen stecken, oder Sie leiden unter einer Nahrungsmittelunverträglichkeit.

EIGENURIN FÜR ATTRAKTIVE, GESUNDE HAUT

Eigenurin ist ein uraltes Heilmittel, in vielen Kulturen gilt er als das Allheilmittel schlechthin. So gibt es in Indien beispielsweise traditionelle Kliniken, in denen die Ärzte ihre Patienten nur mit Eigenurin – äußerlich und innerlich – behandeln.

Als Anregung, dies auch einmal zu probieren, möchte ich Ihnen den Fall einer Patientin mit Neurodermitis, trockener und faltiger Haut vorstellen. Sie kam nach Jahren wieder in meine Praxis und ich war erstaunt über ihre positiv veränderte Gesichtshaut. Sie erzählte, dass sie sich über Jahre hinweg nur mit den Schüßler-Salzen Nr. 1 und Nr. 11 und mit Eigenurin behandelt hatte. Morgens trinkt sie ein halbes Glas Morgenurin (Mittelstrahl), und abends und morgens reibt sie ihr Gesicht mit ihrem Urin ein. »Das hat mein Hautbild im Lauf der Jahre so fantastisch verändert«, resümierte sie stolz.

GEGEN JUCKREIZ
Mischen Sie einen Tropfen
Nachtkerzenöl in die Lotion
Nr. 11 und tragen Sie diese
auf die betroffenen Haut-
stellen auf. Die Wirkstoffe
der Nachtkerze lindern den
Juckreiz bei Ekzemen,
auch bei Neurodermitis.

TIPP
Falls Sie Ihre Haut häufig
waschen, rate ich zu einer
Salbe auf Milchsäurebasis
(Apotheke), um den natür-
lichen Säureschutzmantel
der Haut wiederherzu-
stellen (siehe Seite 15).

Schüßler-Salze

Ich empfehle als Einstieg die Sulfat-Kur (siehe Seite 83) | bei hart-näckigen Hauterkrankungen: Nr. 6 Kalium sulfuricum D6 und Salbe Nr. 6; alternativ auch Nr. 11 Silicea D12 und Salbe Nr. 11 | bei chronischen Hautbeschwerden: Nr. 18 Calcium sulfuratum D6, Nr. 23 Natrium bicarbonicum D6, Nr. 24 Arsenum jodatum D6; die Ergänzungssalze sollten Sie einsetzen, wenn die Basissalze nicht befriedigend wirken; Sie können die drei Salze Nr. 18, Nr. 23 und Nr. 24 gleichzeitig einnehmen – am besten je Salz zwei Tab-letten über den Tag verteilt.

Was sonst noch hilft

Versuchen Sie, die Ursache zu ergründen. Möglich sind eine Al-lergie, Darmpilze oder eine Nahrungsmittelunverträglichkeit. Wichtig ist, die Entgiftungsorgane Darm, Leber und Nieren an-zuregen. Hierbei hilft Ihnen der Entgiftungstee (siehe Seite 92). Die Einnahme von Bierhefe-Tabletten (siehe Seite 112), die Hochfrequenz-Therapie (siehe Seite 117) und die Eigenurin-therapie (siehe Seite 116) unterstützen diese Behandlung.

Hautpilze

Es gibt verschiedene Pilze, die Hautinfektionen auslösen. Die In-fektion ist meist harmlos – oft aber hartnäckig und schwer in den Griff zu bekommen. Der Arzt verordnet entweder pilzhemmende Salben, z.B. mit dem Wirkstoff Clotrimazol (dagegen gibt es schon viele Resistenzen), oder er behandelt systemisch, das heißt über Medikamente, die über das Blut den ganzen Körper beein-flussen. Bedenklich dabei ist, dass diese Präparate die Leber belas-ten. Kombinieren Sie Ihre Behandlung mit Schüßler-Salzen, -Sal-ben und ätherischen Ölen – so werden Sie Erfolg haben.

Schüßler-Salze

Generell bei Hautpilzen: Nr. 10 Natrium sulfuricum D6 und Nr. 15 Kalium jodatum D6 (beide Salze über den Tag verteilt einneh-men); zusätzlich Salbe Nr. 10 und Teebaumöl (mischen Sie zwei Tropfen Teebaumöl mit einem Salbenstrang und tragen dies zweimal täglich auf) | bei weißschuppigen Hautpilzen: Salbe Nr. 8 Natrium chloratum | bei Pilzen, die die Hautstruktur erhärten, derb machen: Salbe Nr. 1 Calcium fluoratum.

Was sonst noch hilft

Hochfrequenz-Therapie (siehe Seite 117); Propolis-Tinktur, äußerlich aufgetragen, wirkt pilzhemmend (Apotheke, anzuwenden nach Packungsanleitung); ebenso natürliches Kokosfett (siehe Seite 112). Auch Eigenurineinreibungen helfen Ihnen (siehe Seite 116). Treten häufiger Hautpilzinfektionen auf, besteht der Verdacht, dass der Säureschutzmantel der Haut (siehe Seite 15) nicht intakt ist. Hier helfen Salben auf Milchsäurebasis. Heilsteine: Chalcedon (blau); Chrysopras und Rauchquarz kombiniert (siehe Seite 21).

Hautreizungen, Hautentzündungen

Hautreizungen und -entzündungen können die unterschiedlichsten Ausprägungen haben, wie Akne (siehe Seite 48), Couperose (siehe Seite 44) oder Rosacea (siehe Seite 46). Unter den angegebenen Beschwerden finden Sie die passenden Salze.

Schüßler-Salze

Generell bei Hautreizungen und -entzündungen: Salbe Nr. 3 Ferrum phosphoricum; bei hartnäckigen Entzündungen mischen Sie einige Tropfen Teebaumöl mit der Salbe Nr. 3 und tragen sie mehrmals täglich auf.

Was sonst noch hilft

Reagiert Ihre Haut empfindlich, dann tragen Sie über Nacht Johannisblütenöl mit einem Lichtwurzel-Auszug auf (siehe Bezugsquellen, Seite 121).

Hautstreifen, Dehnungsstreifen

Violett-rosa oder gelblich schimmernde, auch hautfarbene narbig wirkende Hautstreifen sehen unschön aus und beeinträchtigen unser Schönheitsgefühl. Sie können nach einer Abmagerungskur,

TIPP
Leiden Sie unter Hautpilzen, können Sie eines der folgenden ätherischen Öle in die Salben mischen: Lavendelöl, Teebaumöl, Wermutöl oder Nelkenöl.

WICHTIG
Johanniskraut macht die Haut sonnenempfindlich. Gehen Sie deshalb nach dem Auftragen des Johannisblütenöls nicht in die Sonne, sonst entstehen braune Hautflecken.

TIPP

Damit die Haut geschmeidiger wird, empfehle ich, einige Tropfen Johannisblütenöl mit einem Auszug aus Lichtwurzel (siehe Bezugsquellen, Seite 121) mit einem Salbenstrang der entsprechenden Schüßler-Salbe zu mischen.

Schwangerschaft (Striae) oder bei längerer Anwendung von Kortison-Salben entstehen. Die Ursache liegt in einer mangelhaften Regeneration und Straffung der Haut, sie war zunächst überdehnt (durch Übergewicht, Schwangerschaft), nach der Entbindung oder dem Gewichtsverlust bleiben in der Haut Streifen zurück. Bei längerfristiger Anwendung von Kortison quillt die Haut auf und lagert vermehrt Wasser ein.

Schüßler-Salze

Bei Hautstreifen, auch bei schlaffer Bauchhaut: Nr. 1 Calcium fluoratum D12, Nr. 11 Silicea D12 und Nr. 16 Lithium chloratum D6; zusätzlich die Salben Nr. 1 und Nr. 11 (eine Salbe morgens, eine abends); bei größeren Hautstellen rate ich zu den Lotionen Nr. 1 und Nr. 11 | bei stark ausgeprägten Hautstreifen mischen Sie einen oder mehrere Salbenstränge mit je einem Tropfen Lavendel-, Zedernholz-, Sandelholz- und Rosenöl.

Was sonst noch hilft

Straffend und glättend auf die Haut wirken Ananas-Enzyme. Schneiden Sie von einer Ananas eine Scheibe ab und legen diese für eine halbe Stunde auf die Haut – das machen Sie mehrmals wöchentlich. Hilfreich sind in der Praxis: Hochfrequenz- und Laserbehandlung (siehe Seite 117, 118). Gegen Hautstreifen hilft auch eine Massage mit einer Bürste oder einem Massagehandschuh. Farbbestrahlung mit Rot (siehe Seite 20).

Narben, verhärtete und wulstige

Zu unschönen wulstigen und/oder »harten« Narben kommt es, wenn Schnitt-, Brand- oder Unfallwunden nicht fachgerecht versorgt, also desinfiziert, gesäubert oder genäht wurden. Es gibt auch Menschen mit einer Veranlagung zu Wulstnarben. Im Lauf von Monaten kann die Narbe wulstig und hart werden. Aus bioche-

NARBEN ENTSTÖREN

Aus Sicht der chinesischen Medizin stören Narben die Energiekreisläufe auf den Meridianen und können an anderen Organen Beschwerden auslösen. Bei chronisch-unklaren Beschwerden sollten Narben deshalb »entstört« werden. Dies geschieht zum Beispiel durch Unterspritzen mit Procain beim Arzt oder Heilpraktiker (siehe Seite 119) oder mit der Notfallcreme der Bachblüten (Rescue-Creme; Apotheke. Wenden Sie die Notfallcreme zweimal täglich über drei Wochen an).

mischer Sicht wird im Narbengewebe aufgrund eines Mangels von Kalziumfluorid übermäßig Keratin (Hornstoff der Haut) gebildet. Vor allem im Gesicht sind Narben belastend.

Schüßler-Salze
Generell: Salben Nr. 1 Calcium fluoratum und Nr. 11 Silicea im Wechsel (eine Salbe morgens, eine abends) auftragen; die Anwendung sollte mehrere Wochen, mindestens sechs Wochen oder bis zur Glättung des Hautgewebes andauern | innerlich Salz Nr. 16 Lithium chloratum D6.

BEWÄHRTE SALBENMISCHUNGEN
Mischen Sie die unten genannten Salben im Verhältnis 1:1 in der Hand, bevor Sie sie auftragen. Bei chronischen Beschwerden rate ich, einen Salbenumschlag oder ein Salbenpflaster (siehe Seite 29) zu machen.
> Besenreiser: Nr. 1 und Nr. 11
> Cellulite: Nr. 10 und Nr. 11
> Couperose: Nr. 4 und Nr. 1
> Falten (Mimik- und Hautfalten): Nr. 1 und Nr. 11
> Hautausschläge, akute: Nr. 3 und Nr. 4
> Hautausschläge, chronische: Nr. 6 und Nr. 11
> Haut, fettige: Nr. 9 und Nr. 10
> Haut, trockene und empfindliche: Nr. 8 und Nr. 11
> Haut, rissige: Nr. 3, Nr. 8, Nr. 1
> Haut, unreine, Mitesser: Nr. 9 und Nr. 10
> Hautstreifen (Striae): Nr. 1 und Nr. 11
> Lippen, entzündete, trockene: Nr. 3 und Nr. 8
> Lippen, harte und rissige: Nr. 1 und Nr. 3
> Lippenbläschen: Nr. 3 und Nr. 8
> Rosacea: Nr. 4 und Nr. 10
> Unterschenkelschwellung (Ödem): Nr. 1 und Nr. 10
> Wangenhaut, schlaffe: Nr. 1 und Nr. 9
> Warzen (weiche und harte): Nr. 1 und Nr. 10

Was sonst noch hilft

Sind die Narben sehr hartnäckig, machen Sie für acht bis zehn Tage einmal täglich eine Ananas-Auflage. Schneiden Sie eine Scheibe von einer Ananas ab und legen sie für 30 bis 60 Minuten auf die Haut. Sie können die Ananasscheibe mit einer Frischhaltefolie fixieren. Oder Sie mischen zwei bis drei Stränge der oben erwähnten Salben mit je ein bis zwei Tropfen Flaxöl (auch Flachsöl oder Leinöl genannt) und ätherischem Strohblumenöl. Mit dieser Mischung behandeln Sie sich vier Wochen täglich.

Schwitzen, übermäßiges

Achselschweiß, Fußschweiß

Übermäßiges Schwitzen in den Achseln und an den Füßen kann auf toxische Belastungen (der Körper möchte etwas ausscheiden), nervliche Anspannung oder auf synthetisches Strumpf- und Schuhmaterial oder synthetische Kleidung hinweisen (schlechte Belüftung). Schwitzen kann ebenso Begleitsymptom infektiöser oder psychischer Beschwerden sein.

Schüßler-Salze

Generell: Nr. 11 Silicea D12 und Salbe Nr. 11 | bei Schwitzen an einzelnen Körperstellen: Nr. 2 Calcium phosphoricum D6 und Salbe Nr. 2 | bei hartnäckigem Schwitzen: Sulfat-Kur (siehe Seite 83) | generell bei übermäßiger Schweißbildung: Nr. 20 Kalium Aluminium sulfuricum D6.

Was sonst noch hilft

Trinken Sie täglich ein bis drei Tassen Salbeitee (Apotheke, anzuwenden nach Packungsanleitung). Bei nervösem Schwitzen hilft auch Autogenes Training; besuchen Sie am besten einen Kurs, etwa an der Volkshochschule. Farbbestrahlung mit Blau, Grün (siehe Seite 20).

FUSS-DEO

Ein Fuß-Deo gegen schwitzende Füße lässt sich schnell selbst herstellen: Nehmen Sie etwas Lotion Nr. 11 und geben Sie ein bis drei Tropfen Salbeiöl (Apotheke) dazu. Mit dieser in der Hand zubereiteten Mischung reiben Sie morgens Ihre Füße ein. Das verhindert, dass sie schwitzen, und pflegt sie gleichzeitig. Abends verleihen Sie Ihren Füßen einen Frischekick, wenn Sie je zwei Tropfen Salbei- und Mentholöl unter die Lotion mischen.

Schweißausbrüche

Übermäßiges und schnell auftretendes Schwitzen kann eine nervös bedingte Störung sein oder ist Begleitsymptom der Wechseljahre oder von Erkältungskrankheiten. Angstschweiß tritt bei Panikattacken auf – dann kommt es zu heftigen Schweißausbrüchen. Ebenso tritt vermehrtes Schwitzen bei Überfunktion der Schilddrüse auf. Bei manchen Menschen, die unter der Krankheit Hyperhidrose leiden, stellt sich das Schwitzen völlig unvermittelt ohne irgendwelche Einflüsse ein. Bevor an die operative Entfernung der Schweißdrüsen gedacht wird, empfehle ich Ihnen, es mit den Schüßler-Salzen zu versuchen.

Schüßler-Salze

Generell: Nr. 11 Silicea D12 | bei partieller Schweißbildung (zum Beispiel am Hinterkopf): Nr. 2 Calcium phosphoricum D6 | bei nervöser Anspannung: Nr. 5 Kalium phosphoricum D6 | in den Wechseljahren: Nr. 3 Ferrum phosphoricum D12 und Nr. 11 Silicea D12 | bei übermäßigem Schwitzen statt Nr. 11 auch Nr. 20 Kalium Aluminium sulfuricum D6 | als Konstitutionsmittel bei Schweißneigung: Nr. 22 Calcium carbonicum D6.

Was sonst noch hilft

Salbeitee (Apotheke, anzuwenden nach Packungsanleitung) kann übermäßiges Schwitzen eindämmen. Beim klimakterischen Schwitzen sind Sojalezithine geeignet, um regulierend auf den Hormonhaushalt einzuwirken. Vorher sollten Sie jedoch mithilfe einer Hormon-Speichelbestimmung Ihren Hormonstatus testen lassen (siehe Seite 118). Aluminiumchlorid-Präparate für die äußerliche Anwendung helfen bei hartnäckigen Beschwerden (Apotheke, anzuwenden nach Packungsanleitung), da sie Wasser entziehen und die Schweißkanäle blockieren – diese Präparate sollten aber nicht langfristig angewendet werden.

Sonnenbrand

Das Beste ist ohne Frage, sich beim Sonnenbaden wirkungsvoll vor einem Sonnenbrand zu schützen. Cremes mit hohem Lichtschutzfaktor und das Vermeiden von übermäßiger Sonneneinstrahlung – vor allem bei hellhäutigen und empfindlichen Personen – sind effektive Schutzmaßnahmen. Ist es aber doch zu einem Sonnenbrand gekommen, helfen Schüßler-Salze, den Schmerz zu lindern und die Hautheilung zu beschleunigen.

Ist der Sonnenbrand heftiger (Verbrennung 2. Grades, siehe Seite 26), sollten Sie einen Arzt aufsuchen. Nehmen Sie vorher die Salze Nr. 8 und Nr. 3 ein.

Schüßler-Salze

Gleich bei den ersten Anzeichen eines Sonnenbrandes (Verbrennung 1. Grades, ohne Brandblasen, siehe Seite 26): Nr. 3 Ferrum phosphoricum D12 (Akutdosierung, siehe Seite 12) und Salbe Nr. 3 dick auftragen; nach einer halben Stunde und nach einer weiteren Stunde die Salbenauflage erneuern.

Was sonst noch hilft

Reagieren Sie empfindlich auf Sonne, sollten Sie Ihre Haut an die UV-A-Strahlung gewöhnen. Besuchen Sie vier Wochen, bevor Sie sich der Sonne aussetzen, einmal wöchentlich ein Solarium. Nebeneffekt: Dadurch wird die Vitamin-D_3-Bildung (für die Knochen) gefördert und Hautallergien vorgebeugt. Nehmen Sie zum Schutz Betacarotin, Zink und Vitamin B_3 ein (Apotheke, einzunehmen nach Packungsanleitung). Schützen Sie sich mit biologischen Sonnencremes (Reformhaus/Apotheke) mit hohem Lichtschutzfaktor (nicht über 30, weil darin stärkere synthetische Substanzen enthalten sind); cremen Sie sich aber schon eine Stunde, bevor Sie sich der Sonne aussetzen, ein, dann können die Wirkstoffe in die Haut einziehen. Lichtschutzfaktor 15 bedeutet, Sie können bei Ihrem Hauttyp 15-mal länger als ohne Sonnenschutz in der Sonne bleiben. Diese Zeit sollten Sie nicht überschreiten.

GU-ERFOLGSTIPP

SCHÜSSLER-AFTER-SUN-CREME

Sonnenbäder bedeuten für die Haut stets Stress. Sie fördern die Bildung von freien Radikalen, die Ihre Haut schneller altern lassen (siehe Seite 113). Schüßler-Salben beruhigen die gereizte Haut nach einem Sonnenbad: Mischen Sie in der Hand einige Salbenstränge der Salben Nr. 3 und Nr. 11 und cremen Sie sich damit nach dem Sonnenbad ein. Sie werden spüren, wie gut dies Ihrer Haut tut!

Beauty für ihn: Lotionen und Packungen

Hautschutz-Lotion nach der Rasur

Schüßler-Salben heilen, pflegen und schützen die Haut nach der Rasur. Geben Sie von den beiden Salben Nr. 1 und Nr. 11 je eine halbe Tube (= 25 Gramm) in ein sauberes Gefäß und rühren Sie 100 bis 150 Milliliter Lotionsgrundlage (z. B. Sebexol Basic oder Baby Neutral Lotion von Lavera, Apotheke) sowie fünf bis zehn Gramm gebranntes Alaunpulver (Apotheke) darunter – am besten mit einem Rührgerät, so entsteht eine gleichmäßige Lotion. Diese füllen Sie in ein verschließbares Gefäß und tragen sie immer nach der Rasur auf. Sollte sich die Haut nach der Rasur oft entzünden, nehmen Sie zusätzlich das Salz Nr. 20 Kalium Aluminium sulfuricum D6 ein (Regeldosierung, siehe Seite 12).

Blutstillende Salbe

Um Blutungen nach der Rasur oder der Enthaarung zu stoppen, können Sie sich aus dem Salz Nr. 20 eine Salbe herstellen. Pulverisieren Sie 20 Tabletten im Mörser zu einem feinen Pulver. Dann mischen Sie das Pulver in einem Tiegel zusammen mit einer halben Tube der Salbe Nr. 11. Alternativ empfehle ich die Hautschutz-Lotion Nr. 11.

Die Antischuppen-Haarpackung

Die biochemische Haarpackung reguliert den Feuchtigkeitsgehalt der Kopfhaut, beseitigt mineralstoffbedingte Ernährungsstörungen und reguliert die Hautneubildung. Lösen Sie abends 20 Tabletten von Nr. 8 Natrium chloratum D6 in 75 Milliliter heißem Wasser auf. Lassen Sie die Lösung auf Handwärme abkühlen und verteilen Sie sie dann gleichmäßig auf der Kopfhaut. Wickeln Sie ein Handtuch um den Kopf und lassen Sie die Packung über Nacht einwirken. Am nächsten Morgen waschen Sie die Haare entweder mit Eigelb statt Shampoo (siehe Seite 97) oder mit einem milden Shampoo.

Mineral-Zahnpulver für weiße Zähne

Wenn Sie Raucher sind, können Sie mit diesem Zahnpulver die Zähne von unschönen Verfärbungen befreien. Sie benötigen dafür Kohletabletten (Apotheke), das Salz Nr. 11 Silicea D3 sowie etwas Stein- oder Meersalz. Pulverisieren Sie einige Kohletabletten in einem Mörser. Mischen Sie acht Teile Kohlepulver mit einem Teil Stein- oder Meersalz und einem Teil pulverisierte Tabletten Nr. 11 und füllen alles zusammen in eine kleine Dose.

Wichtig: Wenden Sie das Zahnpulver nicht öfter als einmal wöchentlich an, um den Zahnschmelz nicht zu strapazieren.

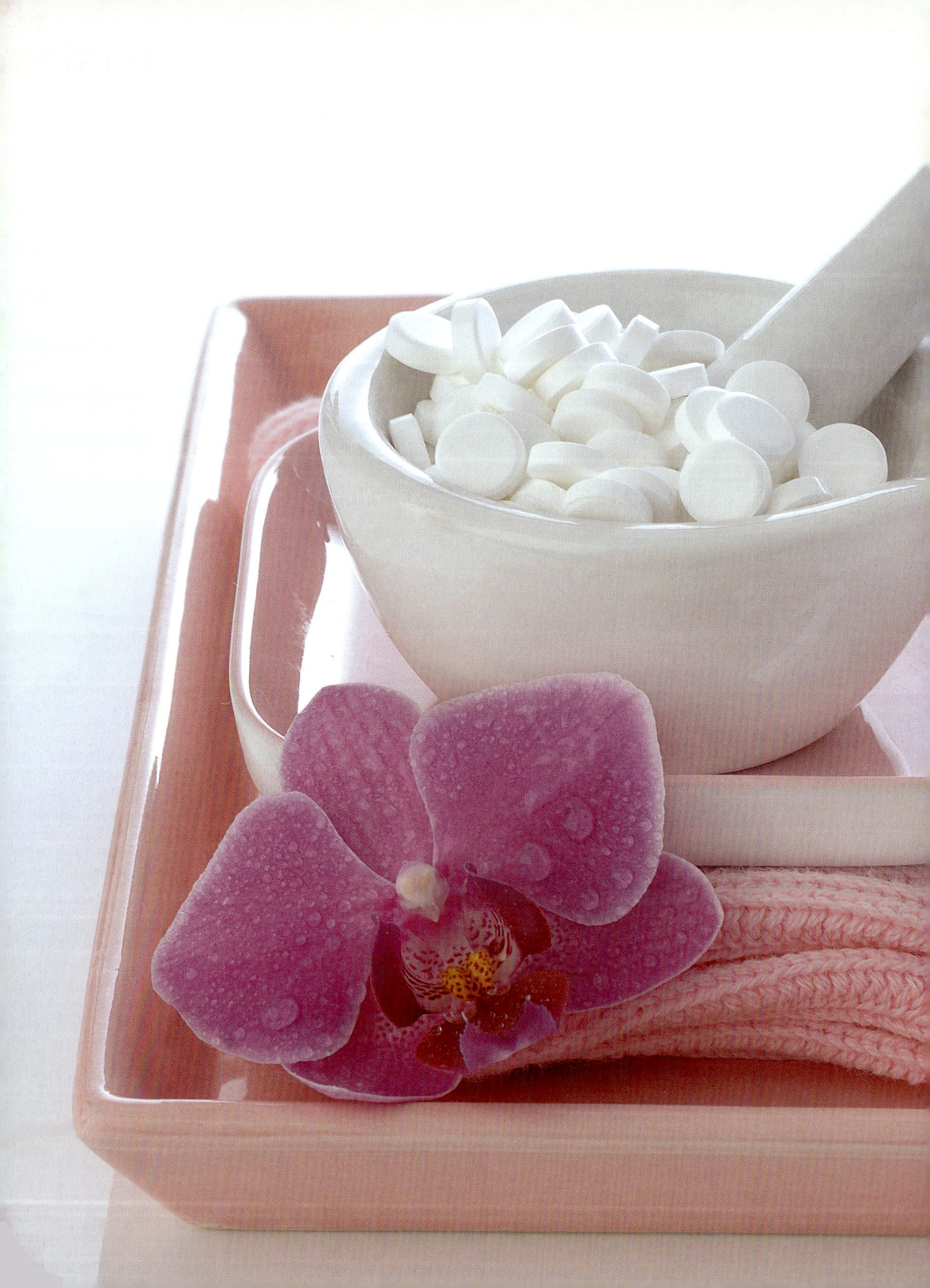

SPEZIELLE KUREN UND ANWENDUNGEN

In diesem Kapitel stelle ich Ihnen Spezialanwendungen wie Kuren und bewährte Kombinationen mit Heilpflanzen vor, aber auch unterstützende Beauty-Maßnahmen.

Schüßler-Kuren für die Schönheit	78
Salze und Heilpflanzen – ein starkes Team	86
Schöne Haare mit Schüßler-Salzen	94
Gesundheit für Hände und Füße	100
Unterstützende Beauty-Maßnahmen	108

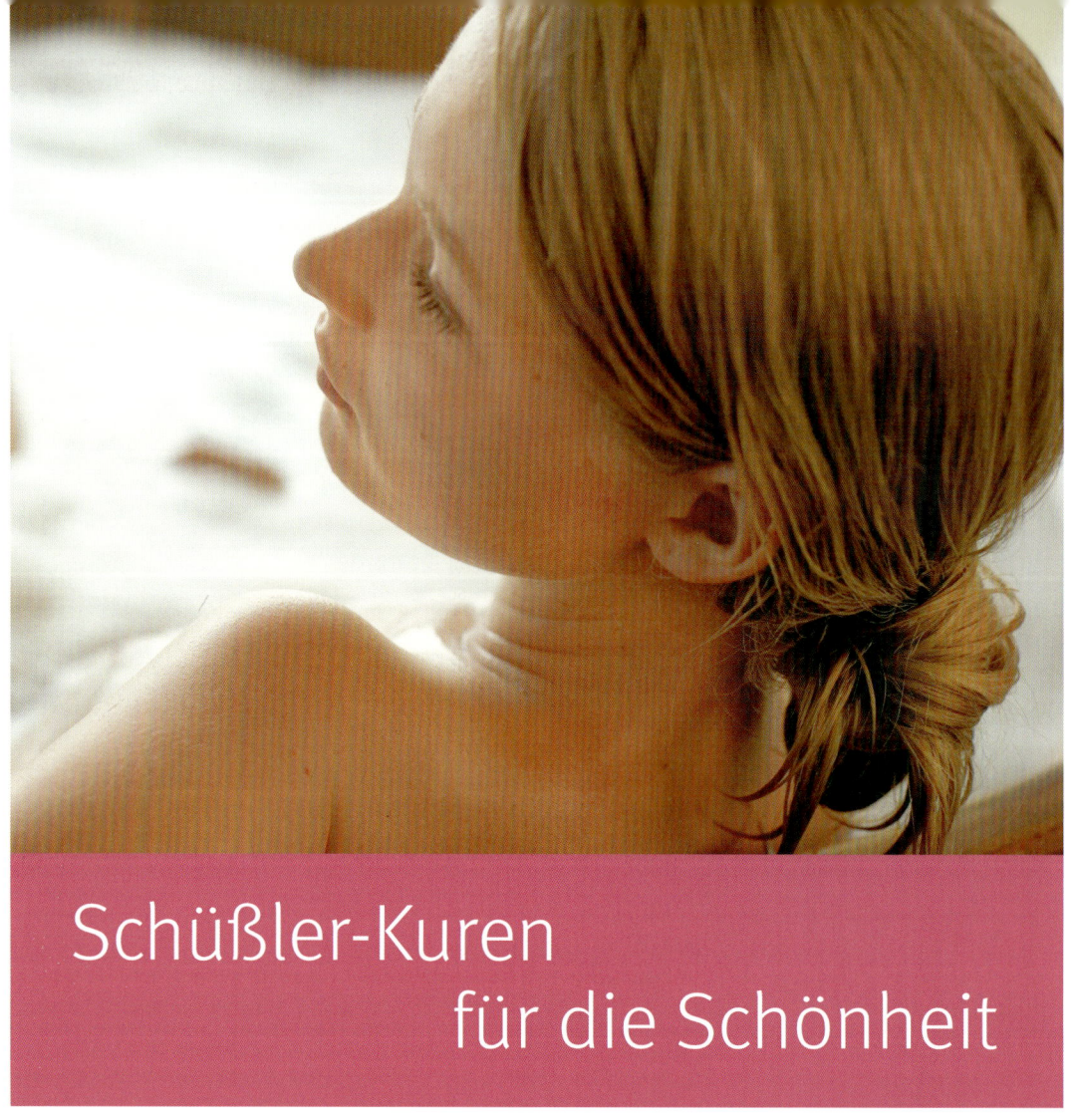

Schüßler-Kuren
für die Schönheit

Vor über zehn Jahren hatte ich Schüßler-Kuren entwickelt, die seitdem bei Tausenden meiner Leserinnen und Leser sehr beliebt sind. Kuren sind erprobte Kombinationen von mehreren Salzen, die über einen längeren Zeitraum bei chronischen oder immer wiederkehrenden Beschwerden eingenommen werden. Die Wirkung einer biochemischen Kur wird noch verstärkt durch dazu passende Naturheilmittel bzw. -verfahren. Sie haben den Vorteil, mit wenig Aufwand gezielt und rasch zu helfen.

Adipositas-Kur bei Gewichtsproblemen

Die meisten übergewichtigen Menschen leiden sehr unter ihrem Erscheinungsbild. Häufigste Ursache für Übergewicht ist zu wenig Bewegung kombiniert mit zu energiereichem Essen. Sehr selten liegen organische Störungen wie zum Beispiel eine Unterfunktion der Schilddrüse vor, dann laufen Stoffwechsel und Fettverbrennung reduziert ab. Bei älteren Menschen kann das Gewicht bei gleicher Verzehrmenge steigen, weil ihr Körper durch einen verlangsamten Stoffwechsel weniger Kalorien verbrennt, denn für lebenswichtige Funktionen benötigt er weniger Energie. Aus psychologischer Sicht dient Essen der Abwehr von Unlustempfinden und wird von manchen Menschen (Frustesser) als hilfreich bei Ängsten und Depressionen empfunden.

Um abzuklären, ob Ihrem Übergewicht eine krankhafte Störung der Schilddrüse oder auch der Nebennieren zugrunde liegt, sollten Sie von Ihrem Arzt oder Heilpraktiker eine Blutuntersuchung durchführen lassen.

DAUER DER KUR

Führen Sie die Kur mindestens vier bis sechs Wochen durch, besser noch sind zwölf Wochen.

Schüßler-Salze

Bei nicht krankhaftem Übergewicht hilft die Adipositas-Kur: Sie fördert die Fettverdauung, indem sie den abbauenden Stoffwechsel (Katabolismus) anregt und die Verdauungsorgane stärkt. Nehmen Sie morgens vor dem Frühstück Nr. 5 Kalium phosphoricum D6, vor dem Mittagessen Nr. 10 Natrium sulfuricum D6 und vor dem Abendessen Nr. 9 Natrium phosphoricum D6 – jedes Salz als »Heiße Sieben« (siehe Seite 12). Essen Sie nicht mehr nach 18 Uhr, denn die Speisen werden dann schlechter verdaut. Um zusätzlich den Stoffwechsel anzuregen, nehmen Sie über den Tag verteilt vier Tabletten vom Salz Nr. 15 Kalium jodatum D6.

Was sonst noch hilft

Brennnesselsaft (Frischpflanzensäfte, siehe Seite 117) fördert die Fettverdauung. Ebenfalls geeignet sind Artischocken- und Schachtelhalmsaft. Trinken Sie jeden Saft einmalig für vier Wochen. Alle Säfte bekommen Sie in Apotheken und Reformhäusern. Auch das Nahrungsergänzungsmittel L-Carnitin (Apotheke/Reformhaus, einzunehmen nach Packungsanleitung) regt den Fettstoffwechsel an, ebenso natürliches Kokosfett (siehe Seite 112). Heiße Vollbäder (siehe Seite 85) – zum Beispiel mit den Schüßler-Salzen, die Sie während Ihrer Kur einnehmen – regen ebenfalls den Stoffwechsel an; geben Sie je zehn Tabletten ins Badewasser. Wichtig sind Ausdauersport und Krafttraining. Wenn Sie kein Freund von Sport sind, sollten Sie wenigstens Gymnastikübungen machen, zum Beispiel Sit-ups. Auch Trampolinspringen ist geeignet. Unterstützend können Sie die Heilsteine Magnesit und Aventurin anwenden (siehe Seite 21) oder eine Farbbestrahlung mit Rot durchführen (siehe Seite 20).

Anti-Pickel-Kur

Unreine Haut, Pickel und Mitesser sind meist hartnäckig und haben verschiedene Ursachen, zum Beispiel hormonelle Schwankungen bei Frauen (Schwäche der Keimdrüsen, Wechseljahre), übermäßiger Süßigkeitenverzehr, Nahrungsmittelunverträglichkeiten, Darmstoffwechselstörungen oder toxische Einflüsse durch Medikamente oder Substanzen der Umwelt wie Chlor (Chlorakne). Wichtig ist, möglichst von mehreren Seiten auf die erkrankte Haut einzuwirken, damit sie rasch heilt.

DAUER DER KUR
Führen Sie die Kur mindestens sechs, besser noch zwölf Wochen durch.

Schüßler-Salze

Entgiften Sie den Körper mit einer vierwöchigen Sulfat-Kur (siehe Seite 83). Anschließend nehmen Sie je drei Tabletten der Salze Nr. 13 Kalium arsenicosum D6, Nr. 18 Calcium sulfuratum D6 und Nr. 24 Arsenum jodatum D6 über den Tag verteilt ein. Bei Besserung können Sie bis auf eine Tablette je Salz und Tag reduzieren. Diese Dosis können Sie ein halbes Jahr beibehalten.

Was sonst noch hilft

Pflegen Sie Ihre Haut einmal pro Woche mit einem Peeling (siehe Seite 49), einem Gesichtsdampfbad (siehe Seite 117) und einer Hautmaske oder -packung (siehe Seite 57). Führen Sie diese Kur drei Monate durch. Trinken Sie in den ersten vier Wochen zusätz-

IDEALGEWICHT UND FETTVERTEILUNG

Das Idealgewicht lässt sich mit dem Body-Mass-Index (BMI) berechnen. Dabei wird das Körpergewicht in Kilogramm durch die Körpergröße in Metern im Quadrat dividiert. Dazu ein Beispiel: Ein 1,75 Meter großer Mann wiegt 72,4 Kilogramm, sein BMI ist 23,66: 72,4 dividiert durch 3,06 (= 1,75 mal 1,75). Ab einem BMI-Wert von 25 spricht man von Übergewicht, ab 30 von Fettsucht! Ab einem Wert von 23 steigt das Risiko für verschiedene Krankheiten. So ist die Wahrscheinlichkeit, bei einem BMI-Wert von 25 bis 30 an Diabetes zu erkranken, zehnmal höher als bei einem niedrigeren BMI. Heute weiß man, dass bei der Beurteilung des Übergewichts auch die Fettverteilung eine große Rolle spielt. Fatal sind Fettdepots im Bauchbereich, denn das Bauchfett ist sehr reaktiv und steht in regem Austausch mit dem Blut. Je höher Ihr Bauchfettanteil, desto größer ist das Risiko, am metabolischen Syndrom (Risikofaktoren für Gefäßkrankheiten) zu erkranken. Also tun Sie etwas gegen Ihr Bauchfett!

lich Blutreinigungstee (siehe Seite 91). Bei hartnäckiger Akne hilft Eigenurin (siehe Seite 116), er verbessert das Hautbild. Reiben Sie einmal täglich Urin in die entzündete Haut ein oder trinken Sie morgens ein Schnapsgläschen Urin.

Entschlackungs-Kur

Unter dem volkstümlichen Begriff »Entschlacken« versteht man alle Maßnahmen, mit deren Hilfe die Stoffwechseltätigkeit und die Ausscheidungsorgane angeregt werden. Diesen Effekt hat auch die vorgestellte Kur. Gleichzeitig wirkt sie vitalisierend. Entschlackungskuren sind im Frühjahr angebracht, um den im Winter träge gewordenen Stoffwechsel anzuregen.

DAUER DER KUR
Führen Sie die Kur mindestens vier bis sechs Wochen lang durch.

Schüßler-Salze

Nehmen Sie von den Salzen Nr. 18 Calcium sulfuratum D6, Nr. 23 Natrium bicarbonicum D6, Nr. 2 Calcium phosphoricum D6, Nr. 6 Kalium sulfuricum D6 und Nr. 10 Natrium sulfuricum D6 je Salz zwei bis vier Tabletten. Lösen Sie alle in einem halben Liter heißem Wasser auf und füllen Sie die Lösung in eine Flasche. Trinken Sie die Flasche über den Tag verteilt leer.

Was sonst noch hilft

Umstellung auf basische Ernährung (siehe Literatur, Seite 120). Trinken Sie täglich zwei Liter von diesem Entsäuerungstee: Mischen Sie 250 Gramm Fenchelsamen, 100 Gramm Anissamen, 50 Gramm Süßholzwurzel und 50 Gramm Kümmelsamen. Übergießen Sie einen Esslöffel der Teemischung mit einem Liter kochendem Wasser, fünf Minuten ziehen lassen, abseihen. Führen Sie diese Kur drei bis sechs Wochen durch. Ihren Hautstoffwechsel regen Sie durch Gesichtsdampfbäder (siehe Seite 117), Voll- oder Fußbäder (siehe Seite 85) an. Unterstützend wirken die Heilsteine Heliotrop, Jaspis (grün) und Chrysopras (siehe Seite 21) sowie eine Farbbestrahlung mit Rot (siehe Seite 20).

Haut-Regenerationskur

DAUER DER KUR
Führen Sie die Kur vier bis sechs Wochen durch.

Leiden Sie unter Hautproblemen wie zu fettiger oder zu trockener Haut? Mein Tipp: Nehmen Sie kurmäßig alle für die Haut relevanten Salze ein. Damit fördern Sie die Hautfunktionen wie Ausscheidung, Atmung und Zellerneuerung.

Schüßler-Salze

Nehmen Sie von den Salzen Nr. 1 Calcium fluoratum D12, Nr. 11 Silicea D12, Nr. 8 Natrium chloratum D6 und Nr. 21 Zincum chloratum D6 je drei Tabletten über den Tag verteilt ein (immer nur eine Tablette in den Mund nehmen und die Tabletten in etwa gleichen Abständen lutschen) | Tragen Sie morgens die Lotion Nr. 1 und vor dem Schlafengehen die Lotion Nr. 11 auf den betroffenen Hautstellen auf. Ein sanftes Peeling dient der Hautreinigung (siehe Schüßler-Peeling, Seite 49).

Was sonst noch hilft

Bereiten Sie wöchentlich eine Hautmaske für Ihren Hauttyp zu (siehe Seite 57) und machen Sie wöchentlich ein Gesichtsdampfbad (siehe Seite 117), um die Hautreinigung und -entschlackung anzuregen. Auch Sauna oder Infrarotkabine sind geeignet. Trinken Sie, sofern keine Krankheiten (Nieren, Herz) dagegen sprechen, zwei Liter Wasser über den Tag verteilt. Schachtelhalmsaft regt die Harnausscheidung an und stabilisiert die Haut. Reiben Sie sich während der Kur einmal täglich mit Eigenurin (siehe Seite 116) ein. Er strafft und heilt die Haut.

Sulfat-Kur zur Entgiftung

Diese Kur setze ich ein, wenn Patienten mehrere chronische Beschwerden und häufig auch mehrere Behandlungsversuche hinter sich haben. Sie eignet sich als Einstiegsbehandlung für jede andere Kur, da sie entgiftend, stoffwechselanregend und entzündungshemmend wirkt. Eine mögliche Erstverschlimmerung zeigt an, dass sich die Ausscheidungsreaktion der Haut verstärkt.

DAUER DER KUR

Die Kurdauer ist abhängig vom Grad Ihrer Beschwerden, sie sollte aber mindestens zwei, maximal vier Wochen betragen.

Schüßler-Salze

Nehmen Sie die drei Sulfat-Salze Nr. 6 Kalium sulfuricum D6, Nr. 10 Natrium sulfuricum D6 und Nr. 12 Calcium sulfuricum D6 jeweils als »Heiße Sieben« (siehe Seite 12) einmal am Tag ein: morgens Nr. 12, vor dem Mittagessen Nr. 10 und vor dem Schlafengehen Nr. 6.

Was sonst noch hilft

Sie unterstützen die Wirkung der Salze, wenn Sie vor dem Schlafengehen einen Leberwickel auflegen. Nehmen Sie ein feuchtheißes Küchentuch (so warm wie verträglich), falten es zweimal und

ENTGIFTEN IM SCHLAF

Die folgenden Tipps unterstützen die Sulfat-Kur. Sie regen damit Ihren Körper im Schlaf an, die Giftausscheidung zu erhöhen.

> Regen Sie den Leberstoffwechsel an, bevor Sie ins Bett gehen, indem Sie einen Leberwickel auflegen (siehe Seite 83). Nach der chinesischen Akupunkturlehre hat jedes Organ innerhalb von 24 Stunden eine Zeit der maximalen Tätigkeit. Bei Leber und Galle liegt sie zwischen 23 und 3 Uhr. Entgiftende Maßnahmen zu dieser Zeit wirken intensiver.

> Nehmen Sie vor dem Schlafengehen die Salze Nr. 6 Kalium sulfuricum D6 und Nr. 10 Natrium sulfuricum D6 – jeweils fünf Tabletten als »Heiße Sieben« (siehe Seite 12); das unterstützt die Leberfunktion.

legen es auf die Haut unterhalb des rechten Rippenbogens. Darüber legen Sie eine Wärmflasche. Lassen Sie den Leberwickel für 15 Minuten liegen. Essen Sie bitterstoffhaltige Salate.

Venen-Kur

Wird das Venengewebe hyperelastisch, bilden sich als Folge Krampfadern, Besenreiser oder Hämorrhoiden. Das festigende Salz Kalziumfluorid fehlt in den Blutgefäßen. Eine Schwangerschaft, anlagebedingte Venen- und Gewebsschwäche oder Stehberufe können zur Entwicklung von Krampfadern und Besenreisern (siehe Seite 59) führen. Dabei erweitern sich die oberflächlichen Beinvenen. Symptome sind Schweregefühl, Juckreiz, Rötung und Schwellung.

Schüßler-Salze

Nehmen Sie die Salze Nr. 1 Calcium fluoratum D12, Nr. 3 Ferrum phosphoricum D12 sowie Nr. 11 Silicea D12 (jeweils Regeldosierung, siehe Seite 12); mischen Sie zusätzlich je einen Strang der Salben Nr. 1, Nr. 3 und Nr. 11 in der Hand und tragen Sie diese Mischung morgens und abends auf der betroffenen Hautstelle auf. Wenn Sie ein bis zwei Tropfen Zypressen-, Grapefruit-, Wacholder- und Lavendelöl zugeben, verstärkt sich die Wirkung. Bei sommerlichen Beinödemen nehmen Sie das Salz Nr. 10 Natrium sulfuricum D6 als »Heiße Sieben« (siehe Seite 12) ein.

Was sonst noch hilft

Trainieren Sie die Venen-Muskel-Pumpe: Sie sitzen auf einem Stuhl; strecken Sie Ihre Beine aus und wechseln Sie zwischen Anziehen der Fußspitzen und Wegspreizen ab. Oder Sie besorgen sich eine Venenwippe (Sanitätsfachgeschäft) und machen damit Übungen. Hilfreich sind ansteigende Fußbäder (siehe Seite 85). Sie fördern den venösen Rückfluss und helfen bei geschwollenen Beinen. Zinnkrauttee (siehe Seite 90) stärkt ebenfalls das Venengewebe (zwei bis drei Tassen pro Tag, maximal sechs Wochen). Unterstützend wirken auch die Heilsteine Hämatit und Schneeflocken-Obsidian (siehe Seite 21).

DAUER DER KUR
Führen Sie die Kur mindestens acht, besser noch zwölf Wochen durch.

Bäder fördern Ihren Kur-Erfolg

Vollbäder haben neben einem Wohlfühl- auch einen Heileffekt. Unterstützen Sie mit Bädern Ihre Kur und verwenden Sie die Salze, die Sie einnehmen, als Badezusatz. Je Salz sind zehn Tabletten ausreichend. Die Tabletten lösen Sie in einer Tasse mit kochendem Wasser auf, den Sud verteilen Sie dann gleichmäßig in der Wanne.

Warme Vollbäder

Sie verbessern die körperliche Beweglichkeit, es entsteht eine spürbare Muskelentspannung; der Gasaustausch über die Lungen wird erhöht, die Filtrationsrate in den Nierenkanälchen steigt und in der Folge auch die Harnausscheidung, gleichzeitig sinkt der Sauerstoffverbrauch. Warme Bäder helfen bei Schlafstörungen, Reizbarkeit, Nervosität und Hauterkrankungen, zudem stimulieren sie das Immunsystem.
Durchführung: Die Badetemperatur sollte 36 bis 38 °C betragen, die Badedauer 15 bis 20 Minuten. Eine kalte Ganzkörperwaschung nach dem Bad regt den Kreislauf an.
Wichtig: Nicht durchführen bei Mattigkeit, Schwäche und Infektionskrankheiten.

Heiße (ansteigende) Vollbäder

Sie regen den Kreislauf stärker an und sind schweißtreibend. Wird die Haut erhitzt, dehnen sich die kleinen Arterien aus, das Blut fließt langsamer, während mehr Blut die äußeren Hautbereiche erreicht. Dadurch rötet sich die Haut. Bleibt die Hitze bestehen, kommt es zum Schwitzen. Heiße Bäder stimulieren die Hormondrüsen, etwa Hypophyse, Schilddrüse, Nebennieren oder Keimdrüsen, und erhöhen so die Hormonausscheidung.
Durchführung: Beginnen Sie mit einer Temperatur von 36 °C und steigern Sie die Wärme bis auf über 40 °C, indem Sie warmes Wasser zufließen lassen; nach dem Bad waschen Sie sich kühl ab. Baden Sie maximal drei bis zehn Minuten – je heißer das Bad, desto kürzer.
Wichtig: Bei Herz-Kreislauf-Beschwerden den Arzt/Heilpraktiker konsultieren.

Basenbad (als Fuß- oder Halbbad)

Es wirkt vitalisierend und stoffwechselfördernd. Dadurch wird ein Teil der belastenden und über den Stoffwechsel entstandenen Säure über die Haut ausgeschieden.
Durchführung: Setzen Sie dem Wasser entweder eine Basenmischung (Apotheke, Reformhaus, anzuwenden nach Packungsanleitung) oder zwei Esslöffel Dolomit-Urgesteinsmehl (siehe Seite 116) zu. Badedauer bis 15 Minuten: vitalisierende Wirkung; ab 15 Minuten: Die Ausscheidung von Schlackenstoffen und Säuren wird angeregt. Wichtig ist, dass Sie das Bad als angenehm warm empfinden.

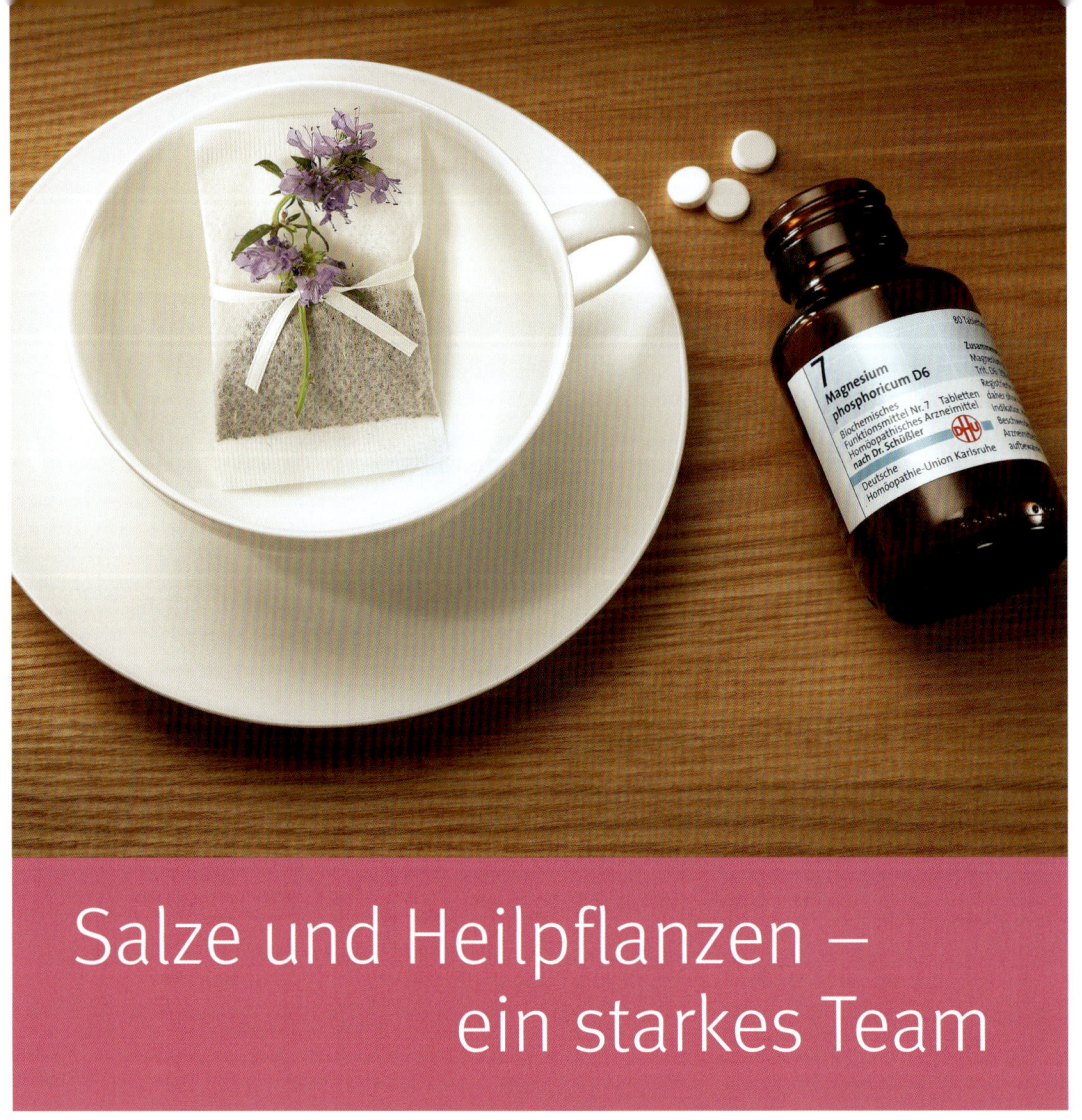

Salze und Heilpflanzen – ein starkes Team

Pflanzliche Tinkturen, Tees, Breiumschläge und Salben haben seit Langem einen hohen Stellenwert, wenn es um die Schönheit geht. Kleopatra, die ägyptische Königin, badete regelmäßig in Eselsmilch, Honig und Rosenöl, um ihre Haut schön zu erhalten. Die Kombination von pflanzlichen Zubereitungen und Schüßler-Salzen bzw. -Salben ist besonders genial und optimiert die Behandlung. In diesem Kapitel lesen Sie, welche Heilpflanzen bei Hautbeschwerden besonders geeignet sind.

Hautprobleme

Aloe vera bei fleckiger, sensibler Haut

Leiden Sie unter sensibler, entzündeter und fleckiger Haut? Dann helfen Ihnen frische Aloe-vera-Einreibungen oder -Masken. Tun Sie Ihrer Haut etwas Gutes mit einem Aloe-vera-Blatt. Drücken Sie das Gel heraus oder legen Sie das der Länge nach aufgeschnittene Blatt auf die fleckige oder gerötete Haut. Das Gel zieht in die Haut ein und fördert ihre Heilung. In der Volksheilkunde werden frische Aloe-vera-Blätter bei Verbrennungen aufgelegt – die Wirkstoffe Lektine, Vitamine, Enzyme, Saponine und Salizylsäure wirken schmerz- und entzündungshemmend. Bei vielen Hautproblemen, aber auch bei Darmpilzen unterstützt Aloe-vera-Saft oder -Sirup (Reformhaus) die Behandlung von innen.

Granatapfel gegen Hautalterung

Die Schüßler-Lotion Nr. 1 ergänzt sich hervorragend mit einer Granatapfel-Creme. Granatapfelsamen sind zurzeit der Renner bei Anti-Aging-Kosmetika. Sie können damit den hautstraffenden, hautverfeinernden Effekt der Schüßler-Lotionen Nr. 1 und Nr. 11 toppen. Mischen Sie eine Granatapfel-Creme oder -salbe (Apotheke, Reformhaus) zu gleichen Teilen mit den Lotionen Nr. 1 und 11 – fertig ist Ihre Anti-Aging-Supercreme!

Hamamelis – schnell zu straffer Haut

Haben Sie heute Abend noch etwas vor und wollen im Nu eine schöne, straffe Haut haben? Das Geheimrezept von Visagisten und Schauspielern heißt Hamamelis, die Virginische Zaubernuss. Extrakte dieser Pflanze sind in vielen Hautcremes enthalten. Sie haben die Eigenschaft, zusammenziehend aufs Gewebe zu wirken. Als Reinextrakt gibt es die Zaubernuss in Hamamelis-Salben (Apotheke). Mischen Sie

ALOE VERA

Sie wird auch Wüstenlilie genannt. In vielen Cremes, die die Haut pflegen und geschmeidig machen, ist Aloe als effektiver Feuchtigkeitsspender enthalten. Es gibt verschiedene Aloe-Pflanzen, viele stehen als Zimmerpflanzen in Wohnungen und sind sehr wuchsfreudig – eine effektive, aber preiswerte Hautpflege, denn eine Pflanze kostet nur ein paar Euro. Für die äußere Hautbehandlung sollten Sie aber nur die Art Aloe vera verwenden. Sie können alle drei Monate zwei bis drei Blätter abschneiden und sie einige Tage bis zur Anwendung im Kühlschrank aufbewahren.

HINWEIS
Die Hamamelis-Schüßler-
Salbe ist für das schnelle
gute Aussehen geeignet,
jedoch hilft sie nicht als
Dauerbehandlung. Dazu
finden Sie nützliche Tipps
unter Gesichts- und Mimikfalten (siehe Seite 50).

zwei Teile Hamamelis-Salbe mit einem Teil Salbe Nr. 11, so haben Sie die beste und schnell straffende Hautsalbe.

Holunderblüten bei trockener Haut

Friederike Luise von Hessen-Darmstadt, die Königin von Preußen (1751–1805), hatte eine empfindliche Haut und war stets bedacht, ihr die richtige Pflege zuteil werden zu lassen. Wenn sie keine Zeit dazu fand, wurde ihre Haut trocken und schuppig. Hätte es die Schüßler-Salze damals schon gegeben, wäre sie mit Sicherheit eine begeisterte Anwenderin geworden … Stattdessen verwendete sie Holundertinktur.

Ich empfehle Ihnen zur Pflege von trockener, schuppiger Haut und von Krähenfüßen eine Kombination aus Holundertinktur und Schüßler-Salben. Für die Tinktur brauchen Sie zwei Handvoll frische Holunderblüten. Kochen Sie diese in einem halben Liter Wasser maximal eine Minute. Nach dem Abkühlen seihen Sie die Blüten ab und pressen den Rest aus. Nun geben Sie zum Sud jeweils 50 Milliliter Rosenwasser, Orangenblütenwasser sowie 30-prozentigen Alkohol. Füllen Sie die Lösung am besten in eine dunkle Flasche, verschütteln Sie alles miteinander – und fertig ist Ihre Holundertinktur. Nach dem Abschminken geben Sie einige Tropfen auf einen Wattepad und reiben damit die Haut sanft ab, das reinigt und pflegt sie. Danach tragen Sie die Schüßler-Salbe auf, die für Ihren Hauttyp geeignet ist (siehe Seite 19).

Ringelblumenöl bei Hautunreinheiten

Die Salbe Nr. 3 Ferrum phosphoricum lässt sich bei Hautrötungen, Schnitt- oder Rasierverletzungen hervorragend mit Ringelblumenöl mischen. Nehmen Sie einen Salbenstrang Salbe Nr. 3 und zwei bis drei Tropfen Ringelblumenöl. Mischen Sie beides in der Hand, bevor Sie es auftragen.

Ringelblumenöl lässt sich einfach selbst herstellen. Geben Sie in eine durchsichtige Weithalsflasche einige frisch geerntete Ringelblumenblüten. Übergießen Sie diese mit Olivenöl (die Blüten müssen gut bedeckt sein) und stellen Sie das Glas für drei bis vier Wochen auf eine Fensterbank in die Sonne. Dann seihen Sie das

Öl durch ein Sieb ab und füllen es in eine dunkle Flasche. Das Öl ist etwa ein Jahr haltbar. Bewahren Sie es am besten an einem kühlen, schattigen Platz auf, aber nicht im Kühlschrank.

Römische Kamille zur Hautentspannung

Der Franzose Maurice Mességué (geboren 1921), Kräuterpapst und einer der großen Naturheiler unserer Zeit, schwört bei trockener Haut und zur Entspannung auf dieses Vollbad: Kochen Sie eine Handvoll Römische Kamille (Apotheke) fünf Minuten in zwei Liter Wasser. Gießen Sie den Sud durch einen Kaffeefilter ins Badewasser. Das Bad wirkt dadurch sofort vitalisierend auf die Haut. Baden Sie abends, wenn Alltagseinflüsse Ihre Haut besonders belastet haben, oder morgens, damit Sie frisch in den Tag starten. Danach cremen Sie sich mit der Lotion Nr. 11 ein.

Soja – pflanzliche Hormone gegen Falten

Steht die Hormonproduktion nach den Wechseljahren still oder ist sie stark reduziert, treten bei vielen Frauen verschiedene Hautprobleme auf. Die Haut wird faltig, schlaff und trocken, denn der Körper braucht Östrogen für die Kollagenbildung (siehe Seite 15). Aus der Sojapflanze (auch aus Rotklee) werden Pflanzenhormone (Isoflavone) isoliert, die solche Alterungsprozesse aufhalten können und gleichzeitig gegen die Beschwerden in den Wechseljah-

MIT TEES HORMONE STIMULIEREN

Pflanzen stimulieren die Produktion weiblicher und männlicher Hormone oder enthalten sie. Dadurch unterstützt ein Tee daraus die Hautbehandlung:

> Beifuß regt die Östrogen- und Progesteronproduktion an.

> Melisse, Salbei und Basilikum haben eine ähnliche Wirkung wie Östrogen.

> Engelwurz fördert die Östrogenproduktion. Übergießen Sie für einen Tee 1 Teelöffel des entsprechenden Krauts mit 200 Milliliter kochendem Wasser, lassen das Ganze fünf Minuten zugedeckt ziehen und seihen dann ab. Trinken Sie je Tee bzw. Teemischung maximal drei Tassen pro Tag und nicht länger als vier bis sechs Wochen.

ren wirksam sind, da sie mit dem weiblichen Hormon Östrogen verwandt sind. Zusammen mit den für Sie infrage kommenden Schüßler-Salzen und -Salben erzielen Sie so eine optimale Wirkung. Sojalezithine sind in verschiedenen Nahrungsergänzungsmitteln enthalten (Apotheke/Reformhaus).

Zinnkraut für straffes Bindegewebe

Zinnkraut, botanisch unter dem Namen Ackerschachtelhalm bekannt, enthält besonders viel Kieselsäure (Silizium), die das Bindegewebe dringend braucht, um gesund zu bleiben. So sorgt Kieselsäure für stabile Fingernägel, straffe Haut und glänzende, gesunde Haare sowie für stabile Venen.

Für den Tee übergießen Sie einen Esslöffel Zinnkraut (Apotheke) mit 0,25 Liter kochendem Wasser, lassen fünf Minuten köcheln und weitere zehn Minuten ziehen, um die Kieselsäure herauszulösen; dann abseihen. Trinken Sie den Tee über den Tag verteilt. Wenden Sie die Kur vier bis sechs Wochen lang an.

Statt des Tees ist ebenso Zinnkrautsaft (Apotheke/Reformhaus; siehe Frischpflanzensäfte, Seite 117) geeignet.

Stoffwechsel, träger

Unter Stoffwechsel versteht man den Prozess von der Versorgung der Körperzellen mit Nährstoffen und Sauerstoff über die Ver-

GU-ERFOLGSTIPP   SAFTKUR FÖRDERT ENTGIFTUNG

Frisch zubereiteter Karottensaft fördert die Entgiftung der Haut und die Selbstheilungskräfte bei Akne, Hautirritationen und Falten. Zu diesem Schluss kamen die Professoren M. Tambak und M. Gerson aus Spanien (Calpe, Januar 2010). Sie betonten allerdings, dass frische Luft ebenso wichtig ist für eine intakte Haut. Trinken Sie über zwei bis drei Wochen pro Tag 150 bis 200 Milliliter Saft.

brennungsvorgänge in den Zellen bis zur Entsorgung der bei der Verbrennung anfallenden Schlackenstoffe. Normalerweise werden Letztere über Leber, Nieren und Darm ausgeschieden. Bei einem trägen Stoffwechsel werden sie zum großen Teil im Bindegewebe zwischengelagert. Dies hat unschöne Begleiterscheinungen zur Folge, wie Cellulite (siehe Seite 62), schlaffe, faltige Haut oder Hautunreinheiten.

In der Naturheilkunde werden seit jeher Zubereitungen aus Heilpflanzen eingesetzt, um die Fettverbrennung anzukurbeln, den Stoffwechsel anzuregen oder die Nierenausscheidung zu fördern. Zudem führen diese Pflanzen dem Körper wichtige Mineralstoffe, Enzyme und Vitamine zu. Als hautwirksam haben sich unter anderem Brennnessel, Aloe vera, Zinnkraut (Ackerschachtelhalm), Löwenzahn oder Süßholz erwiesen. Im Folgenden möchte ich Ihnen einige Rezepte für stoffwechselaktivierende Tees, Tinkturen oder Säfte anbieten.

Birkensaftkur fördert die Nierentätigkeit

Birkensaft ist ein uraltes Heilmittel, das jüngst wiederentdeckt wurde. Es handelt sich um den Saft aus dem Birkenstamm, der im Frühjahr abgezapft wird. Sie können den Saft als Frischpflanzensaft kaufen (Apotheke/Reformhaus; siehe Seite 117). Ich empfehle Ihnen, im Frühjahr eine Birkensaftkur zu machen, um die im Winter angesammelten Schlackenstoffe loszuwerden. Trinken Sie täglich zwei- bis dreimal Birkensaft (einen Messbecher auf ein Glas Wasser) für maximal vier Wochen.

Blutreinigungstee

Lassen Sie sich in der Apotheke je 20 Gramm zerkleinerte Wurzeln von Klette, Sarsaparille und Süßholz mischen. Übergießen Sie davon zwei Esslöffel mit etwa 0,5 Liter Wasser und lassen Sie die Wurzeln zehn Minuten kochen. Trinken Sie über drei bis vier Wochen ein bis zwei Tassen des Tees vor dem Frühstück. Ich empfehle Ihnen, nach zweiwöchiger Pause die Einnahme zu wiederholen. Achtung: Wegen der Süßholzwurzel sollte der Tee nicht in der Schwangerschaft angewendet werden.

BLUTREINIGUNG

Der Begriff »Blutreinigung« stammt aus der Volksheilkunde. Die Kräuterkundler nahmen an, dass Teedrogen die Ausscheidung verbessern und dass dadurch das Hautbild gesünder wird. Diese Erfahrung habe ich auch in der Praxis gemacht.

Brennnesseltee pusht die Nieren

Übergießen Sie einen Esslöffel Brennnesselblätter (Apotheke/Reformhaus) mit 200 Milliliter heißem, nicht kochendem Wasser und lassen das Ganze fünf Minuten ziehen, dann seihen Sie ab. Trinken Sie drei Tassen über den Tag verteilt. Am besten ist eine vier- bis sechswöchige Kur.

Alternativ ist Brennnesselsaft geeignet. Trinken Sie pro Tag zwei bis drei Messbecher (pur oder mit Wasser verdünnt).

Cellulite-Tee gegen Schlackenstoffe

TIPP
Haben Sie morgens geschwollene Finger oder Augenlider, kann das bedeuten, dass Ihr Lymphsystem die im Körper anfallenden Giftstoffe nicht ausleiten kann. Hier ist Brennnesselsaft hilfreich. Genauso wichtig ist es, mindestens 1,5 Liter Wasser am Tag zu trinken.

Mischen Sie 30 Gramm Ackerschachtelhalm, 20 Gramm Eschenblätter, 20 Gramm Faulbaumrinde, 20 Gramm Spargelwurzel und 20 Gramm Brennnesselblätter. Übergießen Sie von dieser Teemischung einen Esslöffel mit 0,25 Liter Wasser und lassen das Ganze acht bis zehn Minuten köcheln. Seihen Sie den Tee ab und trinken ihn ungesüßt (maximal vier bis sechs Wochen). Nach zwei Wochen Pause ist eine Wiederholung möglich.

Löwenzahntee für Leber und Galle

Übergießen Sie einen Teelöffel zerkleinerte Löwenzahnwurzel (Apotheke) mit 200 Milliliter kaltem Wasser und lassen Sie das Ganze zugedeckt über Nacht stehen. Am nächsten Morgen kochen Sie den Ansatz 20 bis 30 Minuten und seihen ihn ab. Trinken Sie von Ihrem Löwenzahn-Elixier für drei bis vier Wochen morgens und abends je eine halbe Tasse. Auch Löwenzahn-Frischsaft ist geeignet (siehe Seite 117).

Entgiftungs-/Stoffwechseltee

Für diesen stoffwechselanregenden Tee lassen Sie in der Apotheke 50 Gramm Erdrauch, je 15 Gramm Löwenzahnwurzel und -kraut und 20 Gramm Schafgarbenkraut mischen. Bewahren Sie die Kräuter in einem dunklen Gefäß auf. Übergießen Sie einen gehäuften Teelöffel davon mit 200 Milliliter kochendem Wasser und lassen Sie den Aufguss fünf bis zehn Minuten ziehen. Nach dem Abseihen trinken Sie täglich zwei Tassen Tee. Wenden Sie die Kur maximal vier bis sechs Wochen lang an.

Venenprobleme

Hamamelis-Salbe gegen Besenreiser

Die Zaubernuss (Hamamelis) wirkt zusammenziehend auf das Gewebe. In Kombination mit Schüßler-Salben hat dies festigende und zusammenziehende Wirkung bei Besenreisern. Deshalb eignet sich meine Venensalbe hervorragend bei allen Venenproblemen wie Besenreisern, Krampfadern und Hämorrhoiden: Mischen Sie zu gleichen Teilen die Salben Nr. 1 Calcium fluoratum, Nr. 11 Silicea und Hamamelis-Salbe (Apotheke). Am besten besorgen Sie sich in der Apotheke eine 100-Milliliter-Kruke (Salbengefäß), in die Sie die gut verrührten Salben füllen. Tragen Sie die Mischung morgens und abends auf Ihre Problemstellen auf (bei Krampfadern nur einklopfen, nicht einmassieren).

Zinnkraut bei Ödemen

Zinnkraut enthält neben Kieselsäure Inhaltsstoffe, die die Harnausscheidung anregen. Deshalb empfehle ich bei Hautschwellungen (Ödemen), die im Sommer bei Venenschwäche an den Unterschenkeln auftreten können, regelmäßig Zinnkrauttee zu trinken (Rezept siehe Seite 90). Die Kieselsäure wirkt festigend auf die Gefäße, und Kaffeesäurederivate und Flavonoide bringen die Ödeme zum Verschwinden.

WEITERE HAUTWIRKSAME HEILPFLANZEN – EINE ÜBERSICHT

Zu den bereits im Buch vorgestellten Heilpflanzen möchte ich Ihnen hier noch weitere aufführen. Als Tee getrunken oder als öliger Auszug oder ätherisches Öl unter die Salben gemischt, unterstützen sie die Wirkung der Salze.

> Bei entzündeter Haut, Ekzemen: Arnika, Bittersüßer Nachtschatten, Nachtkerze, Wildes Stiefmütterchen

> Bei trockener Haut, Neurodermitis: Borretsch, Nachtkerze

> Bei Haarausfall: Birke, Quecke

> Gegen Krampfadern: Johanniskraut

> Bei Wunden: Arnika, Ringelblume

> Gegen Lymphödeme: Steinklee, Rosskastanie

> Bei Sonnenbrand: Pappel, Ringelblume

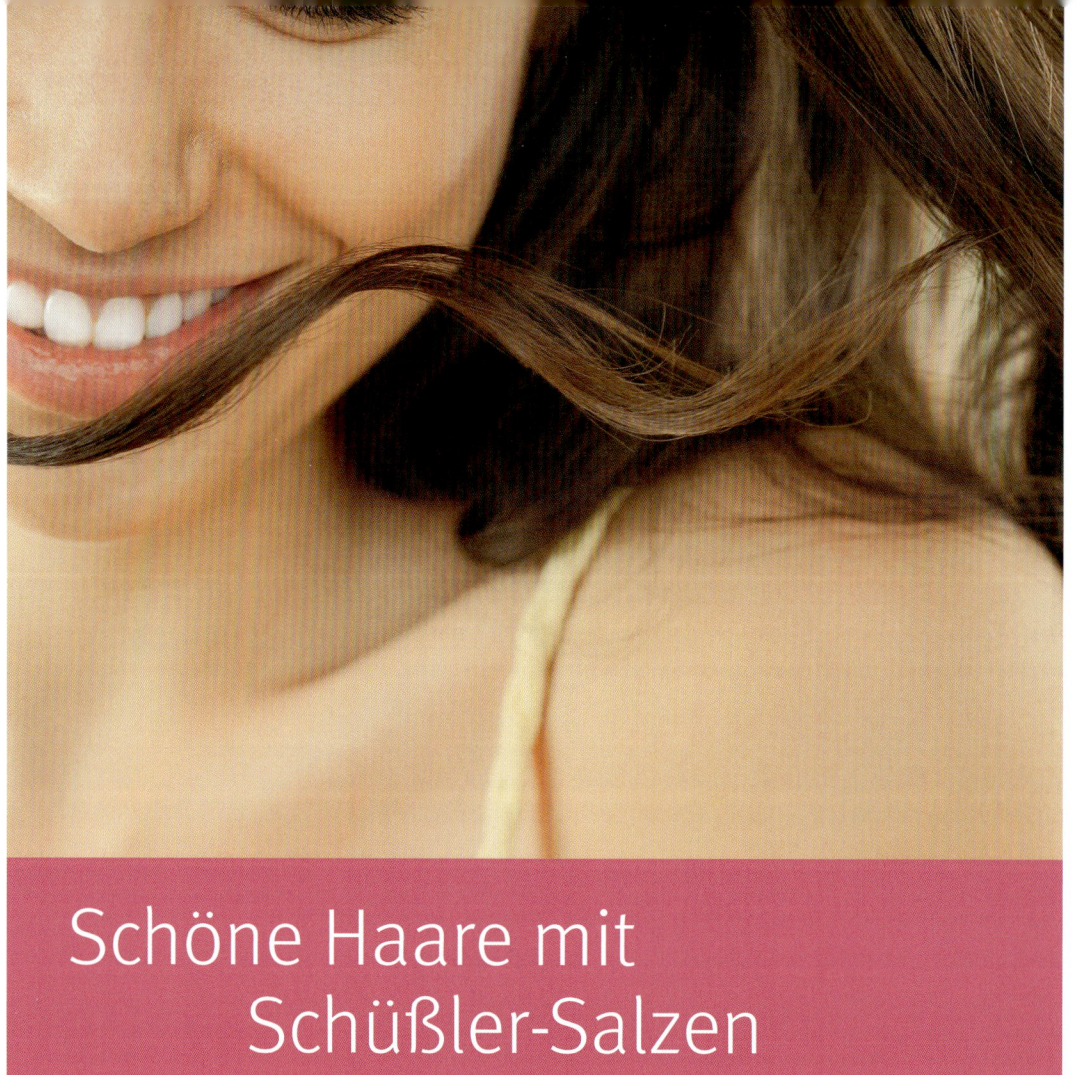

Schöne Haare mit Schüßler-Salzen

Seidig glänzendes, dichtes und lebendiges Haar ist der Wunsch vieler Frauen, und das schon seit Jahrtausenden. Doch wenn Sie sich einmal in Ihrer Familie oder in Ihrem Freundeskreis umhören, werden Sie feststellen, dass kaum jemand mit seinen Haaren zufrieden ist. Schon vor über 100 Jahren entdeckten Wissenschaftler, dass Spurenelemente wie Kieselsäure und Mineralstoffe wie Kalzium dazu beitragen, dass das Haar gesund aussieht. Schüßler-Salze helfen bei vielen Problemen rund ums Haar.

Haarausfall

Diffuser Haarausfall

Fallen die Haare gleichmäßig über den Kopf verteilt aus, spricht man von diffusem Haarausfall. Offiziell versteht man unter Haarausfall, wenn täglich zwischen 50 und 100 Haare ausgehen.

Haarausfall kann die Folge von operativen Eingriffen mit Vollnarkose sein, seine Ursache in toxischen Belastungen, Nahrungsmittelunverträglichkeiten oder einem Mangel an haarwirksamen Nährstoffen wie Eisen, Silizium, Zink oder Biotin (Vitamin H) haben, ebenso in Schilddrüsenstörungen. Auch kann Haarausfall auf eine Unterversorgung mit den Aminosäuren Methionin, Tryptophan oder Cystein hinweisen. Einen Nährstoffmangel kann wiederum eine Pilzbesiedelung des Darms auslösen. Der Pilz entzieht im Darm Nährstoffe wie Eisen und Biotin, bevor diese die Kopfhaut über das Blut erreichen. So mancher Haarausfall hat sich durch eine Pilztherapie gelöst. Dann gibt es auch Menschen mit saisonalem Haarausfall, das heißt, sie verlieren vor allem im Frühjahr oder Herbst Haare; hier ist es wichtig, entgiftende Maßnahmen zu treffen. Oft ist das Haar auch durch Tönungs- oder Färbeanwendungen belastet und bricht.

Schüßler-Salze

Nr. 11 Silicea D12; ich empfehle meinen Patienten bei Haarproblemen, öfter die Potenz zu wechseln (siehe Seite 61), zum Beispiel über vier Wochen das Salz Nr. 11 in der Potenz D12, nach vier Wochen in der D6 und wieder nach vier Wochen in der D3.

Was sonst noch hilft

Procain-Injektionen in die Kopfhaut (beim Arzt oder Heilpraktiker) oder Procain-Kapseln (Näheres dazu siehe Seite 119). Hochfrequenz-Therapie (siehe Seite 117). Ansteigende Fußbäder (siehe Seite 85). Hormon-Speichelbestimmung (siehe Seite 118), um eine hormonelle Ursache auszuschließen. Eigenurintherapie (siehe Seite 116). Hören Sie auf zu rauchen, denn die Giftstoffe fördern lokale Entzündungen an den Haarwurzeln.

DOSIERUNG

Wenn bei den Schüßler-Salzen keine weiteren Angaben zur Dosierung stehen, dann gilt die Regeldosierung (siehe Seite 12). Zur Dosierung der Salben lesen Sie bitte auf Seite 12 nach. »Im Wechsel« bedeutet, dass Sie einmal, etwa morgens, die eine Salbe, das nächste Mal, etwa abends, die andere Salbe auftragen.

Kreisrunder Haarausfall

Während der diffuse Haarausfall meist »nur« als Schönheitsproblem zählt, ist der kreisrunde Haarausfall eine Krankheit. Die Haare können büschelweise ausgehen und münzgroße kahle Stellen hinterlassen. Er zählt zu den Autoimmunkrankheiten (das Immunsystem richtet sich gegen den Körper). Allerdings sind die Gründe noch unbekannt. Oft ist er genetisch bedingt. Dr. Schüßler hat Ernährungsstörungen der Haarwurzel als Grund beschrieben. Ich habe beobachtet, dass beide Formen häufig nach starken Medikamenten (z. B. Narkotika) auftreten. Eine Behandlung beim Homöopathen kann zusätzlich helfen.

Schüßler-Salze
Nr. 5 Kalium phosphoricum D6, zusätzlich Salbe Nr. 5 in die Kopfhaut an der betroffenen Stelle einmassieren.

Was sonst noch hilft
Hochfrequenz-Therapie (siehe Seite 117); Eigenurintherapie (siehe Seite 116).

HORMONELL BEDINGTE HAARPROBLEME

Kommt es bei Frauen zu Haarausfall, dünnem und brüchigem Haar, hängt dies meist mit der reduzierten Östrogenproduktion etwa ab dem 40. Lebensjahr zusammen. Gleichzeitig gewinnen männliche Hormone (Androgene) die Oberhand und können den Haarwurzeln schaden. Die Haare werden dünner, wachsen schlechter, brechen und fallen aus. Abhilfe können Sie schaffen, indem Sie pflanzliche Hormone (Isoflavone) einnehmen, etwa in Form von Soja- oder Rotkleepräparaten (Apotheke, Reformhaus, anzuwenden nach Packungsanleitung).

Haarprobleme

Dünne, brüchige, schlecht wachsende Haare

Dünne und schlecht wachsende Haare können ebenso auf einen Nährstoffmangel (siehe rechts) hindeuten wie struppige und glanzlose Haare. Ursache ist eine gestörte Nährstoffaufnahme im Darm – zum Beispiel bei einem Pilzbefall oder bei einer Nahrungsmittelunverträglichkeit. Hormonelle Störungen kommen ebenfalls als Ursache infrage.

Schüßler-Salze
Bei schlecht wachsenden Haaren: Nr. 11 Silicea D12/D6/D3 (jeweils nach vier Wochen die

NÄHRSTOFFMANGEL SCHADET HAAREN

Haare sind oft ein Spiegelbild unserer Nährstoffversorgung. Fehlende Nährstoffe sollten ergänzt werden.

> Genereller Proteinmangel: Haare sind brüchig, unelastisch, störrisch und schlecht zu frisieren.
> Defizit an essenziellen Fettsäuren: Haare sind trocken und dünn bzw. stumpf und glanzlos.
> Kupfer- und Zinkmangel: vorzeitiges Ergrauen der Haare
> Mangel an PABA (Baustein der Folsäure): vorzeitiges Ergrauen der Haare; werden

Sulfonamide bei entzündlichen Erkrankungen eingenommen, wird PABA verdrängt.
> Vitamin-A-Mangel: Schuppen
> Mangel an Folsäure: gehemmtes Haarwachstum
> Unterversorgung mit den Aminosäuren Methionin, Tryptophan oder Cystein: Haarausfall
> Mangel an Biotin, Vitamin B_1 und Inositol (zählt zu Vitamin B_2): Haarausfall
> Eisen-, Siliziummangel: gestörtes Haarwachstum

Potenz wechseln) | bei dünnen, brüchigen und empfindlichen Haaren: Nr. 21 Zincum chloratum D6 | bei struppigen, glanzlosen Haaren: Nr. 3 Ferrum phosphoricum D12/D6/D3 (jeweils nach vier Wochen die Potenz wechseln).

Was sonst noch hilft

Waschen Sie Ihre Haare nicht mit Shampoo, sondern mit ein bis drei Eigelb. Dazu verrühren Sie das Eigelb und massieren es in die nassen Haare ein. Lassen Sie es 15 Minuten einwirken und waschen es dann mit lauwarmem Wasser aus. Auch die Eipackung ist für Ihr Haar geeignet (siehe Seite 99), ebenso Einreibungen mit Eigenurin über Nacht (siehe Seite 116). Lassen Sie Ihren Hormonstatus über eine Speichelprobe bestimmen (siehe Seite 118).

Fettige Haare

Häufiges Waschen ist meist der Grund, wenn Haare sehr schnell fett werden (siehe Tipp Seite 98). Doch viel hängt auch von Ernährung, Stress und hormonellen Störungen ab. Sie können aber auch Begleiterscheinung einer Seborrhö sein (siehe Seite 99).

TIPP

Neigen Sie zu fettigen Haaren, sollten Sie sie nicht zu häufig waschen. Die Talgsekretion der Kopfhaut nimmt nach dem Waschen zu, um die Haare so zu schützen. Dadurch fettet das Haar schneller nach. Nehmen Sie zusätzlich das Salz Nr. 9 Natrium phosphoricum D6 – sechs Tabletten über den Tag verteilt – ein.

Schüßler-Salze

Bei fettigen Haaren: Nr. 9 Natrium phosphoricum D6 | bei Haaren, die wechselweise spröde und fettig sind, zusätzlich Nr. 8 Natrium chloratum D6 | um das Haar gesund zu erhalten: Nr. 21 Zincum chloratum D6.

Was sonst noch hilft

Waschen Sie ein- bis zweimal wöchentlich die Haare mit Eigelb statt Shampoo (siehe Seite 97). Machen Sie eine vierwöchige Kur mit Brennnesselsaft (Apotheke/Reformhaus, einzunehmen nach Packungsanleitung). Für einen gesunden Kopfhautstoffwechsel empfehle ich die Hochfrequenz-Therapie (siehe Seite 117). Hormon-Speichelbestimmung (siehe Seite 118).

Graue Haare

»Wer das Problem der grauen Haare löst, wird Millionär«, hat mein Friseur einmal gesagt, und damit hat er recht. Graue Haare entstehen, weil keine Farbpigmente mehr an die Haare abgegeben werden und weil Luft in der Hornsubstanz eingelagert wird. Das kann den einen mit 30, den anderen erst mit 70 Jahren treffen. Warum das Ergrauen altersmäßig so unterschiedlich stattfindet, ist noch nicht erwiesen. Schüßlers Nachfolger entdeckten, dass vorzeitig ergrauende Haare auf einen Mangel an Zink und Kupfer hindeuten. Ernährungswissenschaftler beobachteten, dass ein Mangel an B-Vitaminen eine Ursache ist.

Schüßler-Salze

Bei übermäßigem und frühem Ergrauen der Haare: Nr. 21 Zincum chloratum D6 und/oder Nr. 19 Cuprum arsenicosum D6.

Was sonst noch hilft

Vitamine der B-Gruppe: Inositol und PABA (= Para-Amino-Benzoesäure), ein verbreiteter Naturstoff und Folsäurebaustein (Apotheke, einzunehmen nach Packungsanleitung). Auf Ihrem Speiseplan sollten stehen: Rohkost, Sprossen, Kartoffeln, Eier, mageres Fleisch, Sauermilchprodukte oder Bierhefe.

Schuppen und Co.

Schuppige Kopfhaut, Schuppen

Schuppt die Kopfhaut übermäßig, kann dies auf Seborrhö (siehe unten), Schuppenflechte oder Hautpilze (siehe Seite 68) hindeuten. Bei trockener Haut liegt die Ursache der Schuppen in verstärkter Neubildung von Epidermiszellen (siehe Seite 14).

Schüßler-Salze

Bei winzigen weißen Schüppchen: Nr. 8 Natrium chloratum D6, auch in Kombination mit Nr. 4 Kalium chloratum D6 | bei Hautschuppen, die wie Kleie aussehen: Nr. 10 Natrium sulfuricum D6.

Seborrhö

Bei der Seborrhö (auch Seborrhoisches Ekzem) liegt eine vermehrte Talgabsonderung vor. Die Haut neigt zu scharf begrenzten Entzündungen mit fettigen, gelblichen Schuppen, bevorzugt auf der Kopfhaut, an Augenbrauen, Nase und Ohren, Achseln und Lenden. Als Ursache werden Hautpilze angenommen.

Schüßler-Salze

Zur Regulierung des Fetthaushaltes: Nr. 9 Natrium phosphoricum D6 | bei trockener Haut mit Schuppen: Nr. 8 Natrium chloratum D6 | bei gelblichen Schuppen: Nr. 6 Kalium sulfuricum D6 | bei Knötchen in der Haut: Nr. 1 Calcium fluoratum D12.
Verwenden Sie zusätzlich die jeweilige Salbe.

Was sonst noch hilft

Schieferöl-Tabletten und -creme (Apotheke, anzuwenden nach Packungsanleitung) wirken entzündungshemmend. Gesichtsdampfbäder (siehe Seite 117); Eigenurin-Einreibungen (siehe Seite 116); Birkensaft (siehe Seite 91).

GU-ERFOLGSTIPP

HAARKUR MIT ÖL UND EI

Klimaanlagen, statische Aufladung, zu hohe oder zu geringe Luftfeuchtigkeit belasten das Haar. Ist es matt, glanzlos und struppig, hilft Ihnen diese Haarkur: Vermischen Sie zwei Eigelb mit einem Drittel Teelöffel Klettenwurzelöl (Apotheke, Reformhaus). Die Mischung massieren Sie ins nasse Haar ein. Lassen Sie die Packung maximal 15 Minuten einwirken, wickeln Sie solange ein Handtuch um den Kopf. Dann spülen Sie sie warm aus. Vor dem Trocknen kneten Sie für zusätzlichen Glanz einige Spritzer Zitronensaft gründlich ins Haar.

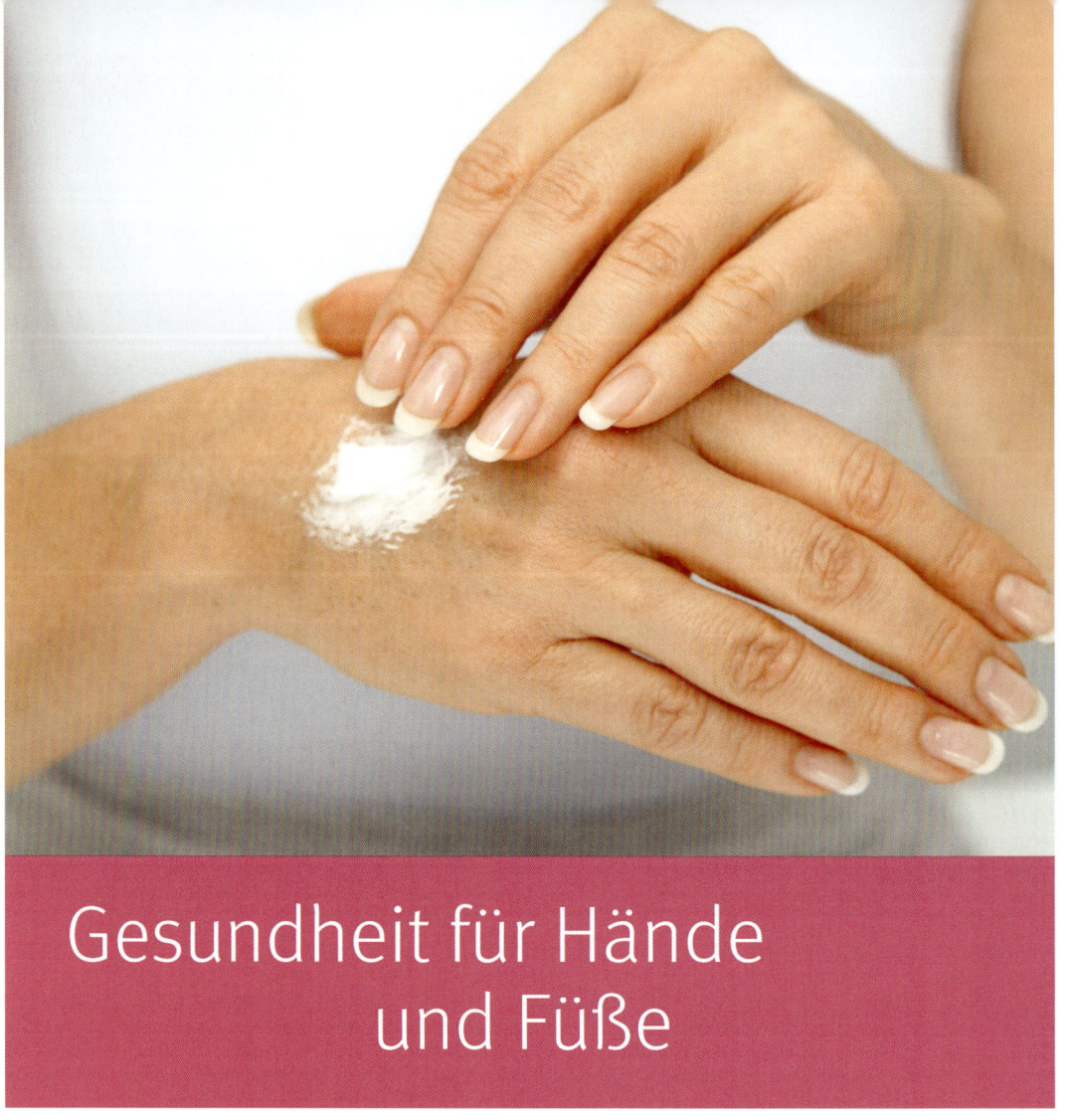

Gesundheit für Hände und Füße

Hand aufs Herz. Widmen Sie Ihren Füßen die gleiche Aufmerksamkeit wie Ihren Händen? Wenn ja, dann zählen Sie zu einer Minderheit. Während die Hände oft mehrmals täglich eingecremt werden, vernachlässigen wir unsere Füße meist sträflich. Dabei tragen sie uns tagein, tagaus durchs Leben. Pflegen Sie die Füße mit einem ansteigenden Fußbad – das ist Erholung pur. Schüßler-Salben enthalten Mineralstoffe, die für Geschmeidigkeit und Schutz der Haut besonders geeignet sind.

Hautprobleme an Händen und Füßen

Ausschlag zwischen Fingern und Zehen

Im feucht-warmen Milieu zwischen den Fingern und ganz besonders zwischen den Zehen können sich Pilze und Bakterien ansiedeln und zu oft hartnäckigen Ausschlägen (Intertrigo) führen. Bei einer Pilzinfektion ist die Haut aufgequollen; wenn nichts unternommen wird, reißt sie schmerzhaft ein. Die Behandlung ist langwierig. Beim bakteriellen Ausschlag ist die Haut entzündet und nässt oft. Vom allergischen Ausschlag lässt er sich oft nur schwer unterscheiden.

Schüßler-Salze

Bei Entzündungen, Ekzemen zwischen Fingern und Zehen: Nr. 22 Calcium carbonicum D6 und Nr. 13 Kalium arsenicosum D6 und Salbe Nr. 3 | bei Fußpilz: Nr. 10 Natrium sulfuricum D6 und Salbe Nr. 10, vermischt mit zwei Tropfen Teebaumöl.

Was sonst noch hilft

Trocknen Sie nach dem Waschen die Zehen- und Fingerzwischenräume gründlich ab; laufen Sie häufig barfuß, damit Luft zwischen die Zehen kommt, und tragen Sie keine zu engen Schuhe.

Fußschweiß

siehe Achselschweiß, Fußschweiß, Seite 72

Hornhaut, harte und rissige Haut

Dr. Schüßler war der Meinung, dass eine übermäßige Hornhautbildung mit einer verstärkten Bildung von Hornstoff aufgrund eines gestörten Kalziumfluorid-Haushalts zusammenhängt. Fehlt Calcium fluoratum in der Haut, wird vermehrt das Skleroprotein Keratin (Hornstoff) gebildet, das in Haaren und Nägeln vorkommt.

DOSIERUNG

Wenn bei den Schüßler-Salzen keine weiteren Angaben zur Dosierung stehen, dann gilt die Regeldosierung (siehe Seite 12). Zur Dosierung der Salben lesen Sie bitte auf Seite 12 nach. »Im Wechsel« bedeutet, dass Sie einmal, etwa morgens, die eine Salbe, das nächste Mal, etwa abends, dann die andere Salbe auftragen.

GÄNSEBLÜMCHEN BEI MÜDEN FÜSSEN

Gänseblümchen, möglichst frisch gesammelt, sind eine Wohltat für die Füße, wenn diese nach einem anstrengenden Tag müde sind und schmerzen. Das entdeckten vor über 100 Jahren die Bäuerinnen im Schwarzwald. Nach einem harten Arbeitstag legten sie sich einige Gänseblümchen in die Schuhe. Aufgrund ihrer Inhaltsstoffe wirken Gänseblümchen kühlend, schmerz- und krampfstillend.

Schüßler-Salze

Generell bei Hornhautbildung: Nr. 1 Calcium fluoratum D12 und Salbe Nr. 1 (besser sind Salbenpflaster, siehe Seite 29), beide mindestens für 8 bis 12 Wochen anwenden | bei rissiger Hornhaut: Salbe Nr. 1 und Nr. 3 miteinander mischen und auftragen.

Was sonst noch hilft

Mischen Sie die Salbe Nr. 1 zu gleichen Teilen mit einer Harnstoff-Salbe (Apotheke) und tragen Sie die Mischung über Nacht auf. Die Kombination bewirkt, dass sich die Hornhaut auflöst und gleichzeitig die Neubildung des Hornstoffs Keratin reduziert wird. Zur Unterstützung reiben Sie die Hautstellen mit Eigenurin ein (siehe Seite 116).

Raue Haut

Besonders im Winter ist die Haut der Hände und Füße durch nasskaltes Wetter, Kälte und trockene Heizungsluft belastet. Die Kälte bewirkt, dass die Talgdrüsen ihre Fettproduktion reduzieren, dadurch wird der Säureschutzmantel (Wasser-Fett-Film) der Haut dünn, die Haut empfindlich.

Schüßler-Salze

Cremen Sie morgens und abends Ihre Hände und Füße mit den Schüßler-Lotionen Nr. 1 und Nr. 11 ein. So bleibt die Haut ge-

HORNHAUT RICHTIG ENTFERNEN

Um Hornhaut zu entfernen, sollten Sie eine Hornhautraspel, noch besser eine Feile oder Bimsstein verwenden. Bevor Sie damit beginnen, nehmen Sie ein warmes Fußbad, damit die Haut aufweicht. Nachdem Sie die Hornhaut entfernt haben, trocknen Sie die Haut gut ab und tragen die beiden Salben Nr. 1 und Nr. 11 im Verhältnis 1:1 gemischt auf. Am besten, Sie führen dies vor dem Schlafengehen durch. Ziehen Sie danach Wollsocken an, dann sind Ihre Füße morgens schön geschmeidig. Je feiner die Entfernungsmethode ist, desto schonender für die Haut. Und Sie verlangsamen die Neubildung von Hornhaut.

schmeidig und ist vor Witterungseinflüssen geschützt. Mischen Sie die Lotionen in der Hand und geben ein bis drei Tropfen Neemöl (Apotheke, Reformhaus) dazu, dann beugen Sie Entzündungen und Hautpilzen vor.

Was sonst noch hilft

Baden Sie Ihre Hände wöchentlich in einer milden Seifenlösung, der sie einige Tropfen Lavendel- oder Rosenöl zugeben. Gegen raue Hände hilft auch das Einreiben mit Eigenurin (siehe Seite 116).

Hautwucherungen

Hühneraugen

Tragen Sie ständig zu enge oder spitz zulaufende Schuhe, entstehen Druckstellen, die zu Verdickungen der Hornschicht führen können. Bei einem Hühnerauge (Clavus) bildet sich in der Mitte der Verhornung ein Sporn, der in den Fuß hineinreicht. Drückt er beim Gehen auf Nervengewebe, können Hühneraugen große Schmerzen verursachen.

Schüßler-Salze

Bei Hühneraugen mit weißer Kruste: Nr. 4 Kalium chloratum (Salz und Salbe) | bei Hühneraugen mit gelblicher Kruste: Nr. 10

BRÜCHIGE NÄGEL DURCH VITALSTOFFMANGEL

Sind Nagelwachstum oder Nagelqualität beeinträchtigt, kann das auf fehlende Nährstoffe hinweisen. Brechen die Nägel ab und reißen ein, spricht das für einen generellen Proteinmangel. Brüchige Nägel kommen aber auch bei einem Mangel an Vitamin A, Silicea, Vitamin B_1 oder Biotin vor. Wachsen die Nägel sehr schlecht, kann Folsäure fehlen.

Natrium sulfuricum D6 (Salz und Salbe) | bei Hühneraugen mit »harter« Kruste: Nr. 1 Calcium fluoratum D12 (Salz und Salbe). Tragen Sie die für Sie passende Salbe zwei- bis dreimal täglich auf das Hühnerauge auf oder legen Sie für 12 bis 24 Stunden ein Salbenpflaster (siehe Seite 29) an.

Was sonst noch hilft

Propolistinktur (Apotheke/Reformhaus, zweimal täglich auftragen); Hochfrequenz-Therapie (siehe Seite 117).

Warzen

Dr. Schüßler sah als Ursache für die Bildung von harten Warzen eine Störung im Keratinstoffwechsel, bedingt durch einen Mangel an Kalziumfluorid.

Die Entstehung von weichen Warzen führte er auf einen Mangel an Kaliumchlorid und Natriumsulfat zurück.

Schüßler-Salze

Bei derben, harten Warzen: Nr. 1 Calcium fluoratum D12 und Salbe Nr. 1 | bei weichen, gestielten, spitzen oder flachen Warzen (an Händen, Füßen, Achseln): Nr. 4 Kalium chloratum D6 oder Nr. 10 Natrium sulfuricum D6 | bei kleinen, stecknadelkopfgroßen, eher harten Warzen, die überall am Körper auftreten: Nr. 14 Kalium bromatum D6 – äußerlich als Breiumschlag, dafür einige Tabletten in Wasser auflösen und aufstreichen)

Was sonst noch hilft

Propolistinktur (Apotheke, zweimal täglich auftragen). Hartnäckige Warzen reagieren hervorragend auf Hochfrequenzbehandlung (siehe Seite 117), dabei wird das Warzengewebe zerstört. Manche Warzen verschwinden schon nach wenigen Tagen, wenn sie mit Eigenurin (siehe Seite 116) eingerieben wurden. Auch der Saft aus Löwenzahnstängeln hilft (täglich betupfen).

Nagelprobleme

Brüchige, gerillte Nägel

Verändern sich die Fingernägel, brechen sie leicht oder treten Längs- oder Querfalten oder »Löcher« im Nagel auf, kann dies auf Ernährungsstörungen, etwa einen Mangel an Mineralstoffen oder Vitaminen, hinweisen. Auch Zirkulationsstörungen der Finger und Zehen (Durchblutungsstörungen) oder Pilzbefall können Ursache sein. Brüchige und unschöne Fingernägel mit ausgeprägten Rillen sind ebenso Ausdruck eines Stoffwechselproblems. Bei Störungen der Darmflora (durch Pilze, krankmachende Bakterien, Entzündungen, Nahrungsmittelunverträglichkeiten) werden Nährstoffe nicht richtig aufgenommen.

Schüßler-Salze

Nr. 1 Calcium fluoratum D12 und Nr. 11 Silicea D12 und/oder Nr. 22 Calcium carbonicum D6; tragen Sie zusätzlich nachts die Salbe Nr. 1 dünn auf die Nägel auf.

Was sonst noch hilft

Die Durchblutung der Hände und Füße fördern ansteigende Hand- und Fußbäder (siehe Seite 85) – dadurch wird der Nagelstoffwechsel verbessert. Feilen Sie Ihre Nägel vorsichtig mit einer Glasfeile (siehe Seite 107).

Nagelbettentzündung

Entzündungen am Nagelbett können entstehen, wenn in eine Verletzung (beim Nagelschneiden) Keime eindringen. Bei heftiger Entzündung mit starker Rötung und heißer Schwellung suchen Sie bitte einen Arzt auf, denn es kann zur Blutvergiftung kommen. Bei harmloseren Entzündungen mit Rötung unterstützen Schüßler-Salze den Heilungsprozess.

GU-ERFOLGSTIPP

SCHÜSSLER-KÖRPERLOTIONEN SELBST HERSTELLEN

Von zwei Salzen gibt es Lotionen, Nr. 1 und Nr. 11. Von den anderen Salben können Sie sich leicht selbst eine Lotion herstellen, um damit Ihre Haut oder Ihre Nägel zu pflegen oder um die Salben großflächiger anwenden zu können. Besorgen Sie sich dafür in der Apotheke eine neutrale Lotionsgrundlage (zum Beispiel Sebexol). Mischen Sie die Schüßler-Salbe mit dieser Grundlage im Verhältnis 1:3. Fertig ist Ihre Lotion.

Schüßler-Salze

Generell: Nr. 3 Ferrum phosphoricum D12; zusätzlich mischen Sie je einen Salbenstrang der Salben Nr. 3 und Nr. 11, geben einen Tropfen Teebaumöl dazu und tragen die Salbe auf | bei Entzündungen, auch alternativ zu Nr. 3 und Nr. 11: Nr. 22 Calcium carbonicum D6 | bei immer wiederkehrenden Entzündungen: Nr. 3 Ferrum phosphoricum D12, Nr. 6 Kalium sulfuricum D6 und Nr. 7 Magnesium phosphoricum D6 (alternativ Nr. 11 Silicea D12); nehmen Sie jedes Salz 14 Tage lang hintereinander, je drei bis sechs Tabletten über den Tag verteilt, ein.

Was sonst noch hilft

Heiße Tauchbäder (so heiß wie verträglich) in Kernseifenlösung (ein gestrichener Teelöffel Kernseifenflocken auf eine Tasse Wasser). Umschläge mit Schwedentinktur, einem alkoholischen Kräuterauszug (Apotheke, anzuwenden nach Packungsanleitung).

Nagelpilze

Nisten sich Pilze im Nagelgewebe ein, spricht man von einer Nagelmykose. Sie ist die häufigste Nagelerkrankung. Daneben gibt es noch Nagelbettpilze, die nur die Haut um den Nagel befallen (siehe Seite 68). Pilzerkrankungen der Nägel gehen mit Nagelverfärbung, Aufwölbung, Verdickung, Wachstumsstörung und später Nagelauflösung einher.

Schüßler-Salze

Nr. 1 Calcium fluoratum D12 (Salz und Salbe). Legen Sie über Nacht ein Salbenpflaster auf (siehe Seite 29). Das Salbenpflaster wenden Sie für drei bis sechs Monate an. Da der Nagel langsam herauswächst bzw. sich neu bildet, ist diese Zeitspanne nötig. Bevor Sie die Salbe auftragen, geben Sie einen Tropfen Teebaumöl auf den Nagel – das fördert die pilzhemmende Wirkung.

Was sonst noch hilft

Bürsten Sie einmal täglich die pilzbefallenen Finger oder Zehen unter fließendem kaltem Wasser von innen nach außen.

Nägel richtig pflegen

Die Nägel und Nagelbetten an Fingern und Zehen werden täglich stark beansprucht, zum Beispiel durch häufiges Waschen. Deshalb ist es wichtig, die Nägel gut und richtig zu pflegen (siehe unten). Schüßler-Salben und -Salze sind besonders gut geeignet, da sie Mineralstoffe enthalten, die auch natürlicherweise im Nagel vorkommen (Silizium, Kalzium, Eisen, Magnesium und Natrium). Das wichtigste Element ist Silizium, es garantiert die Stabilität der Nägel. Beachten Sie, dass Sie die Salze über einen Zeitraum von mindestens sechs Monaten einnehmen müssen, denn Nägel wachsen langsam.

So feilen Sie richtig

In drei Etappen erreichen Sie, dass Ihre Nägel glänzend aussehen und exakt gefeilt sind. Für die Nägel ist Feilen sanfter als Schneiden. Ich empfehle für das Feilen eine Glasnagelfeile – sie hält bei sachgemäßem Umgang »ein Leben lang« und die Schleiffläche wird nicht abgenutzt; außerdem ist sie sanfter zu den Nägeln, weil sie feiner ist. Tauchen Sie die Feile ab und zu in kaltes Wasser, damit sie sich nicht zu stark erwärmt. Feilen Sie die Nägel immer im trockenen Zustand. Danach tauchen Sie sie einige Minuten in lauwarmes Seifenwasser, um die Nageloberfläche zu versiegeln. Dann tragen Sie die Salbe Nr. 11 aufs Nagelbett auf. Sind Ihre Nageloberflächen grob und rillig, können Sie auch die Oberfläche mit der Glasfeile sanft glätten. Anschließend verwenden Sie eine Nagelpolierfeile mit drei verschiedenen Feinheitsgraden. Mit dem feinsten Teil bringen Sie Ihre Nägel am Schluss auf Hochglanz.

So helfen Sie den Nägeln

Um die Nägel und die Nagelhaut widerstandsfähig und fest zu machen, nehmen Sie die Salze Nr. 11 Silicea D12 und Nr. 1 Calcium fluoratum D12 im Wechsel ein (siehe Seite 45). Zusätzlich tragen Sie die Salben Nr. 11 und Nr. 1 im Wechsel über mehrere Wochen auf (eine morgens, eine abends).
Vitamin H (Biotin) ist ein potenter Wirkstoff für die Nägel. Fünf Milligramm pro Tag für sechs Monate sind ausreichend (Apotheke).

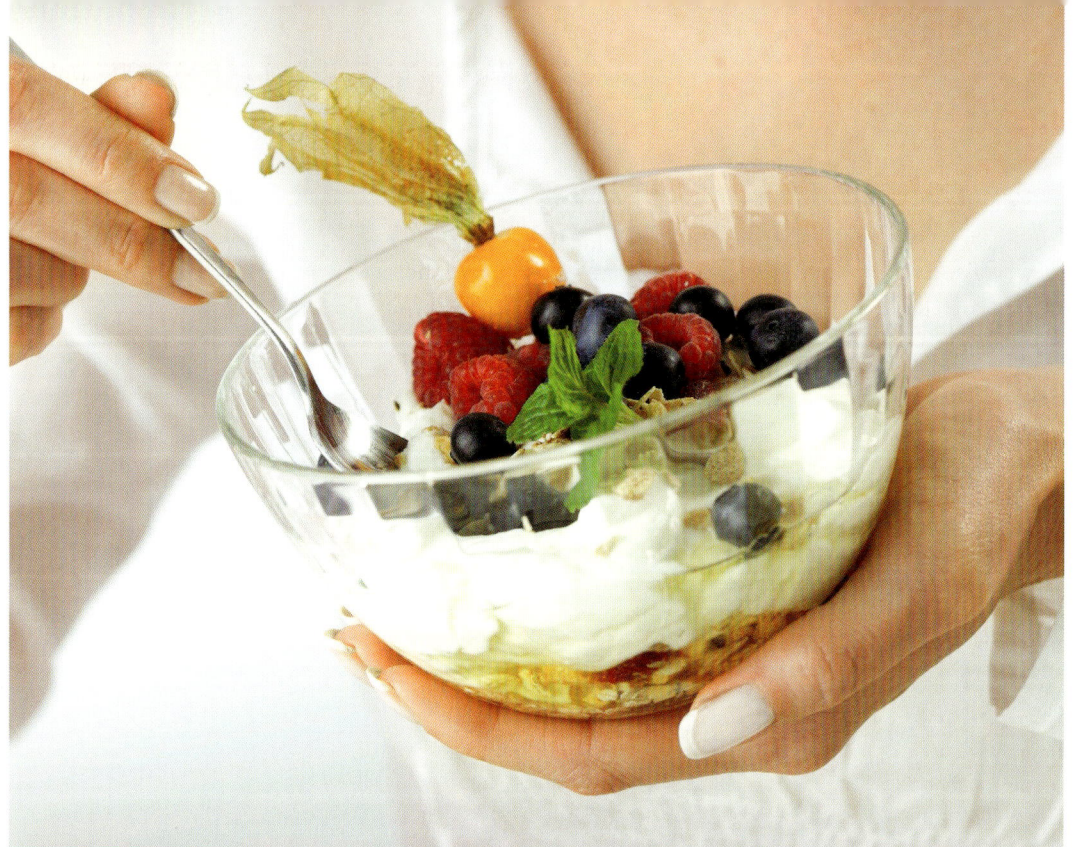

Unterstützende Beauty-Maßnahmen

Sie haben bis hierher vieles kennengelernt, womit Sie Ihren Körper gesund und schön erhalten können. Bei den meisten Beschwerden konnten Sie lesen, was noch zusätzlich zu den Schüßler-Salzen und -Salben helfen kann. Nähere Informationen dazu erhalten Sie nun hier auf den nächsten Seiten. Äußere Schönheit beginnt mit der inneren Gesundheit. Das bedeutet, dass wir über Nahrung und Lebensweise eine ganze Menge für unser Wohlergehen tun können. Deshalb nimmt dies einen großen Raum ein.

Bewegen für die Schönheit

Mit regelmäßiger Bewegung tun Sie mehr für Ihr körperliches und seelisches Wohlbefinden und damit auch für Ihre Schönheit, als Sie denken. Die alten Naturheilkundler empfahlen ihren Patienten drei Dinge: Luftbäder, Lichtbäder und Bewegung. Das ist kein Wunder, denn unser Körper funktioniert nach dem Gesetz, dass vor allem die Funktionen aufrechterhalten werden, die wir täglich brauchen. Setzen wir alle Funktionen ein, bleiben wir nicht nur gesund, sondern auch attraktiv!

Körperliche Bewegung aktiviert unter anderem die Atmung, verbessert die Darmperistaltik, regt den Zellstoffwechsel an und dadurch auch die Zellerneuerung in der Haut. Nur wenn wir uns bewegen, wird kein Kollagen (siehe Seite 25) im Bindegewebe abgebaut. Wer regelmäßig joggt, wandert, schwimmt oder mit dem Rad fährt, beugt vielen Krankheiten vor: Osteoporose, Arthrose, Herzinfarkt, Wirbelsäulenbeschwerden, Muskelverspannung, Diabetes, Fettstoffwechselstörungen, Übergewicht, Hautalterung und Depressionen. Die Gedächtnisleistung verbessert sich durch vermehrte Sauerstoffzufuhr, und über den Hypothalamus wird die Hirnanhangdrüse angeregt. Dadurch werden mehr aktivierende Hormone ausgeschüttet. Das heißt: Mehr Hormone der Schilddrüse führen zu erhöhtem Energieumsatz, Fette werden abgebaut, Muskeln und Knochen aufgebaut. Mehr Glukagon, ein Hormon der Bauchspeicheldrüse, pusht die Fett- und Zuckerverwertung. Die Leistung des Immunsystems steigt, mehr Fresszellen werden in kürzerer Zeit aktiviert, um belastende Erreger zu vertilgen. Das Herz arbeitet bei regelmäßiger Bewegung ökonomischer, weil es leistungsfähiger ist. Und durch Bewegung werden Sehnen und Bänder gestärkt und knochenaufbauende Zellen gefördert. Deshalb mein Tipp: Freunden Sie sich mit einer Sportart an, die Ihnen Spaß macht! Es erhält Sie gesund.

SCHÖN DURCH TRAMPOLINSPRINGEN

Trampolinspringen ist Fitness pur. Es erlaubt ein erschütterungsarmes und sanftes Bewegungstraining, wirkt auf den ganzen Körper und steigert das Wohlbefinden. Die Tätigkeit aller Organe wird angeregt, Lymphkreislauf, Stoffwechsel und die Muskulatur werden gekräftigt, Koordination, Gleichgewichtssinn und Körperhaltung verbessert. Regelmäßiges Training verleiht Muskeln, Bändern und Sehnen mehr Spannkraft und Flexibilität. Das ist gut für den Rücken, die Hüft- und Kniegelenke. Der Sauerstoffgehalt im Körper wird erhöht, die Entschlackung verstärkt, Fett stärker abgebaut und auch der Hautstoffwechsel optimiert.

Essen Sie sich schön

Wie geht das? Ganz einfach, essen Sie vermehrt die Lebensmittel, die wertvolle Vitalstoffe für Ihren Körper, insbesondere für die Haut enthalten, und lassen Sie diejenigen Nahrungsmittel weg, die belastend wirken. Mit gesunder Ernährung (Biokost) führen Sie dem Körper genügend Vitalstoffe zu. Diese wirken besser als Nahrungsergänzungsmittel – darüber sind sich Ernährungswissenschaftler einig. Darüber hinaus gibt es auch Gemüse, Salate und Teepflanzen, die heilende Wirkung aufweisen.

Ernährungstipps bei Hautproblemen

Ernährungsmedizin und Naturheilkunde haben im Lauf der vergangenen Jahrzehnte festgestellt, dass bestimmte Nahrungsmittel Attraktivität und Schönheit beeinflussen.

Akne – essen Sie nicht zu scharf

Eine alte Naturheilregel heißt: Vermeiden Sie, wenn Sie Akne haben, Süßigkeiten, scharfe Gewürze und Schweinefleisch! Auch wenn zwischenzeitlich in schulmedizinischen Veröffentlichungen das Gegenteil gesagt wird, beweisen viele meiner Patienten, dass diese Regel immer noch Gültigkeit besitzt. Bei ihnen hatte sich nach dem Verzicht auf die genannten Lebensmittel das Hautbild merklich gebessert. Mein Tipp: Beobachten Sie sich selbst! Nach welchen Nahrungsmitteln verschlechtert sich Ihr Hautbild? Diese sollten Sie in Zukunft meiden.

AMINOSÄUREN FÜR DIE HAUT

Aminosäuren, die Bausteine der Proteine, sind für straffe Haut und festes Bindegewebe von großer Bedeutung. Reichhaltig kommen sie in Erd-, Cashew- und Haselnüssen, Molke, Weizenkeimlingen, Linsen, Soja, Wildreis, Erbsen und Eiern vor. Bananen enthalten sogar alle essenziellen Aminosäuren.

Cellulite – diese Lebensmittel sind hilfreich

Zeigt sich bei Ihnen Cellulite, sollten Sie viel Obst und Gemüse verzehren. Besonders geeignet sind Lauch, Rettich, Rotkohl, Wirsing, Brunnenkresse, Spargel, Fenchel, Zwiebeln, Karotten und rote Paprika. Sie enthalten Wirkstoffe, die das Gewebe festigen und die Ausscheidung von überflüssigem Wasser fördern. Fette und tierisches Eiweiß können dagegen Cellulite verschlechtern.

GOJI-BEERE – DAS GEHEIMNIS DER HUNDERTJÄHRIGEN

Die Hundertjährigen der chinesischen Provinz Ning Xia bezeugen die lebensspendende Kraft der Goji-Beeren (Bocksdornbeeren, *Lycium barbarum*). Bereits vor 5000 Jahren soll deren Wirkung in China bekannt gewesen sein, sie war aber ein wohl gehütetes Geheimnis. Inzwischen gilt die Goji-Beere auch bei uns als potentes Mittel, um Alterungsprozesse zu verlangsamen. Deshalb ist sie zur ernst zu nehmenden Anti-Aging-Beere gekürt worden.

In Apotheken und Reformhäusern gibt es verschiedene Zubereitungen der Goji-Beere, etwa als Saft, Extrakt und sogar als Wein. Ich rate Ihnen, Goji-Beeren pur oder getrocknet, jedoch nicht gekocht zu verzehren. Sie enthalten fast alle unten genannten Nährstoffe gegen Falten. Nicht ohne Grund bieten clevere Firmen Goji-Präparate inzwischen bereits als Beauty-Präparat an. Achten Sie jedoch beim Kauf auf Bioqualität!

Nährstoffe gegen Gesichtsfalten

Hat das Leben Spuren in Form von Falten bei Ihnen hinterlassen, fehlen vermutlich die folgenden Nährstoffe:

> Vitamin B_1, B_2, B_3, B_6, Folsäure, Biotin und Panthenol (Vitamin B_5): Wie Sie einen Vitaminmangel ausgleichen können, erfahren Sie auf Seite 115.

> Mineralstoffe: Magnesium, Zink, Silizium und Selen. Gegen einen Mineralstoffmangel helfen die Schüßler-Salze. Zusätzlich können Sie Mineralien zum Beispiel in Form von Dolomit-Urgesteinsmehl (eine natürliche Kalzium-Magnesium-Verbindung, siehe Seite 116) einnehmen. Zink ist reichlich enthalten in Austern, Meeresfrüchten, Hülsenfrüchten und Vollkorngetreide. Silizium nehmen Sie auf, wenn Sie siliziumreiches Mineralwasser trinken.

> Aminosäuren: Arginin, Glutamin, Carnitin, Cystein und Glycin. Aminosäuren haben die Eigenschaft, glättend auf die Haut zu wirken. Eine italienische Studie um A. Sparavigna kam 2007 zu dem Schluss, dass sie raue Haut glatt und geschmeidig machen – sie sind also eine optimale Hautpflege von innen. Lebensmittel, die reichlich Aminosäuren enthalten, finden Sie in der Info links.

Kokosfett

Naturbelassenes Kokosöl/Kokosfett (Virgin Coconut Oil – VCO, Reformhaus) wird aus frischen Kokosnüssen kalt gepresst. Im Jahr 2003 veröffentlichte eine amerikanische Frauenzeitschrift einen Artikel über die Heilwirkungen von Kokosöl, der weltweit große Nachfrage auslöste. Wissenschaftler haben inzwischen festgestellt, dass natives Kokosfett die Haut von innen und außen beeinflussen kann. Innerlich eingenommen, wirkt es stoffwechselanregend, fettabbauend, sogar antimikrobiell, und es verbessert den Hautstoffwechsel. Äußerlich aufgetragen, unterstützt Kokosfett die Hautheilung und hält die Feuchtigkeit in der Haut.

Leinöl revitalisiert die Haut

Leinöl ist besonders reich an Omega-3- und Omega-6-Fettsäuren und unterstützt auf natürlichem Weg die Revitalisierung der Haut. Ich empfehle Ihnen, Leinöl in Kapselform oder pur einzunehmen. Ein Esslöffel Leinöl täglich bietet eine optimale Versorgung und hält Körper und Haut jung. Es wirkt außerdem entzündungshemmend und tut auch der Psyche gut.

Wasser gegen trockene Haut

Wussten Sie, dass 75 Prozent aller Menschen zu wenig Wasser trinken? Vor allem im Alter nimmt der Trinkreflex ab. Fehlt selbst wenig Wasser im Körper, läuft der Stoffwechsel um drei Prozent langsamer ab (siehe links). Wassermangel ist häufig die Ursache von Tagesmüdigkeit. Und acht bis zehn Gläser Wasser pro Tag können bis zu 80 Prozent der Rücken- und Gelenkbeschwerden bessern. Aber auch auf unsere Haut hat Wassermangel Auswirkungen. Trinken Sie zu wenig, wird sie trocken und faltig. Deshalb mein Tipp: Trinken Sie täglich anderthalb bis zwei Liter Wasser – sofern keine Erkrankung der Nieren oder des Herzens dagegen spricht.

Bierhefe für gesunde Haut

Die Bierhefe wird seit Jahrtausenden in der Volksheilkunde bei Hautbeschwerden empfohlen. Als es noch keine pharmazeutisch aufbereiteten Bierhefe-Präparate (Tabletten, Kapseln und Trink-

WASSERMANGEL

Fehlen drei Prozent Körperflüssigkeit, hat das einen 20-prozentigen Leistungsabfall zur Folge! Auch die Harnproduktion geht zurück. Fehlen nur zwei Prozent Wasser im Körper, treten bereits Gedächtnis- und Sehstörungen auf.

lösung, Reformhaus) gab, besorgten sich die Menschen die Hefe in Brauereien. Die in der Bierhefe enthaltenen B-Vitamine und Proteine sind hautwirksame Schutz- und Regenerationsstoffe. Sie fördern das Wachstum, stärken Bindegewebe und Haare und fördern die Spannkraft der Haut.

Das schadet unserer Hautgesundheit

Freie Radikale

Sicher haben Sie schon davon gehört. Sie beinträchtigen nicht nur unsere Gesundheit, sondern ebenso das Aussehen. Freie Radikale sind aggressive Sauerstoffmoleküle, die durch chemische Reaktionen im Körper entstehen. Ihnen fehlen Elektronen, dadurch sind sie sehr reaktiv. Das heißt, sie versuchen, wieder Elektronen zu bekommen, indem sie intakte Körperzellen angreifen und ihnen Elektronen entreißen. Auf diese Weise bilden sich wieder freie Radikale, die ihrerseits versuchen, den Verlust auszugleichen ... Man sagt, im Körper entsteht oxidativer Stress.

Freie Radikale fördern das Entstehen von Herz-Kreislauf-, Gelenk- und Alterskrankheiten. Auch Falten entstehen vermehrt

---

SIND SIE DURCH FREIE RADIKALE BELASTET?

Ein einfacher Schnelltest (Adressen, Seite 122), den Sie selbst durchführen können (Preis: um 15 €), zeigt Ihnen, wie hoch Ihr oxidativer Stresspegel ist. Dafür ist Morgenurin nötig. Wenn freie Radikale Ihre Körperzellen angreifen, produziert Ihr Körper MDA (Malondialdehyd). Der Gehalt von MDA lässt sich im Urin messen. Anhand der Urinfärbung können Sie erkennen, ob die Konzentration an freien Radikalen im Körper niedrig, mittel, hoch oder sehr hoch ist. Dann können Sie adäquat reagieren:

> Mittlere Belastung: Essen Sie dunkelgrünes, blattreiches Gemüse sowie Möhren und anderes gelbes, dunkelrotes und rotes Obst und Gemüse.

> Hohe Belastung: Vermeiden Sie unbedingt Nikotin, Alkohol, Umweltgifte und psychischen Stress. Nehmen Sie zusätzlich antioxidativ wirkende Vitamine ein (Vitamin C, Betacarotin, Vitamin E).

> Sehr hohe Belastung: Lassen Sie von einem Arzt/Heilpraktiker die Ursache abklären.

und schneller als üblich, außerdem Schäden an Organen, Gefä-ßen und an der Haut. Zum Teil können die Zellen durch soge-nannte Antioxidanzien (dazu zählen körpereigene Stoffe sowie die Vitamine C, E und Betacarotin) die Belastung abfangen. Feh-len diese Nährstoffe, müssen wir sie über die Nahrung zuführen. Antioxidanzien schützen uns also vor dem Alterungsprozess.

Vermeiden Sie Schweinefleisch

Dr. med. Hans Reckeweg (1905–1985) hat in den 1960er-Jahren erkannt, dass sich viele chronische Krankheiten wie Arthritis, Herz-Kreislauf- und Hauterkrankungen besserten, wenn seine Patienten kein Schweinefleisch aßen. Als Ursache stellte er soge-nannte Sutoxine fest, das sind Rückstände infolge von Medika-menten und Futter im Schweinefleisch.

Es geht auch ohne Zucker

Alle isolierten Zucker, wie die Ernährungswissenschaftler und Ärzte Prof. Dr. Werner Kollath (1892–1970) und Dr. Max O. Bru-ker (1909–2001) feststellten, belasten uns und führen zu ernäh-rungsbedingten Zivilisationskrankheiten. Das hängt mit unserer »Vergangenheit« zusammen. Wollten unsere Vorfahren etwas Süßes essen, verzehrten sie süße Früchte. Mit ihnen nahmen sie nicht nur Zucker, sondern gleich auch die notwendigen Vitalstof-fe auf – B-Vitamine –, die der Körper benötigt, um den Zucker zu verwerten. Heute ist in fast allen Lebensmitteln Zucker enthal-ten, es fehlen aber genügend B-Vitamine. Die Folge ist, dass die Bauchspeicheldrüse sehr viel Insulin bereitstellen muss, um dem Zucker Herr zu werden. Mit der Zeit macht sie schlapp, und Dia-betes Typ 2 entsteht. Die Haut reagiert gereizt.

Nicht zu spät essen!

Vermeiden Sie es, nach 18 Uhr noch üppige Mahlzeiten zu sich zu nehmen. Sie belasten Ihren Körper, da sie im Darm liegen bleiben – er macht über Nacht Pause. Dies spüren Sie durch un-erquicklichen Schlaf. Passiert dies häufiger, sind eine graue, welk wirkende Haut, dunkle Augenringe oder Falten die Folge.

TIPP
Für den Abend eignet sich leichte Kost, die keine schwer verdaulichen tieri-schen Eiweiße (Fleisch, Wurst, Käse) enthält.

Wie sich Vitaminmangel an Haut und Haaren zeigt

Vitamin	Mangelzeichen	Wo enthalten
Vitamin B$_1$ (Thiamin)	Fettige, brennende, schuppige, wunde und trockene Haut mit Juckreiz; das Mittelgesicht ist gerötet oder mit Pickeln übersät; fettiges Haar; Fingernägel können seitlich absplittern; die Verhornung der Haut am Nagelbett nimmt zu	Vollkorngetreide, Hefe, Hülsenfrüchte, Kartoffeln, Innereien, Fisch
Niacin (Nikotin-säure, Vitamin B$_5$, Vitamin PP)	Haut und Schleimhäute sind trocken, auch die Haut über den Gelenken; rötlich bräunliche Einfärbungen auf der Haut (über den Fingerknochen); braune Pig-menteinlagerungen an der Haut; Narben sind pigmen-tiert, gerötet und geschwollen; brennende Fußsohlen; ockergelbe Kinnpartie im Gesicht, besonders nachmit-tags; lichtempfindliche Haut	Vollkorngetreide, Innereien, Fisch
Vitamin B$_6$ (Pyridoxin)	Die Gesichtshaut wirkt grau-bleich und maskenhaft starr; die Lippen sind bläulich; Nägel mit weißen Fle-cken (auch Hinweis auf Zinkmangel)	Fleisch, vor allem Innereien, Fisch, Milchprodukte; Voll-korngetreide, Hülsen-früchte, Kartoffeln
Folsäure (Vitamin B$_9$)	Hautausschläge mit starkem Juckreiz in der Nacht; rissige Beugefalten; raue, spröde, rissige und bluten-de Fingerkuppen, beginnend am Daumen; die Kopf-haut fettet schnell, Neigung zu Haarausfall	Bierhefe, Innereien, Eier, grünes Blatt-gemüse, Tomaten
Pantothensäure (Vitamin B$_3$)	Weißlich blasses Gesicht, vor allem an Wangen und Augenhöfen; Hauttrockenheit, besonders an den Händen, sowie Juckreiz; die Füße sind nachts heiß und feucht. Man friert sehr schnell	Hefe, Innereien, Eigelb, Vollkorn-produkte, Pilze
Vitamin C	Es treten häufig blaue Flecken (Blutergüsse) auf	Sanddorn, schwarze Johannisbeeren, Kiwi; Paprika, Petersilie, Grünkohl
Biotin (Vitamin H)	Gehäuft Hautentzündungen; Haarausfall; Finger- und Zehennägel sind brüchig, Neigung zu Nagel-bettentzündungen	Nüsse, Hülsenfrüch-te, Sojabohnen, Getreide, Eigelb, Rinderleber

Begleitende Anwendungen

Dermoroller-Therapie

Mit dem Dermoroller werden auf der Haut winzige punktförmige Einstiche erzeugt (etwa 250 pro Quadratzentimeter), die eine Kaskade von Hautreaktionen einleiten. Die Zellen setzen Wachstumsfaktoren frei, die Produktion von Kollagen, Elastin und Hyaluronsäure (siehe links) wird stimuliert. Die auftretenden Mikroverletzungen heilen innerhalb von Stunden ab. Die Dermoroller-Therapie wird von Ärzten und Heilpraktikern bei Falten, Narben, Pigmentstörungen und Cellulite eingesetzt. In meiner Praxis kombiniere ich sie erfolgreich mit einem Laser.

Dolomit-Urgesteinsmehl

Dolomit-Urgesteinsmehl, auch als Dolpes-Dolomit bekannt, ist eine natürliche Mineralstoffverbindung, die Kalzium und Magnesium im Verhältnis 2:1 enthält, das unser Körper am besten aufnehmen kann. Das als Pulver erhältliche Urgesteinsmehl (Adressen, siehe Seite 121) wird in einer Tiefe von 400 Metern abgebaut. Es zeichnet sich durch eine besonders gute Bioverfügbarkeit (siehe Seite 10) aus. Dolomit ist vor allem für Muskulatur, Knochen, Sehnen, Bänder, Haut, Knorpel und Herzmuskelzellen wichtig. Mit drei bis vier Gramm (ein Teelöffel) ist der Tagesbedarf an Kalzium und Magnesium gedeckt. Eingenommen wird das Pulver in Saft, Wasser, Suppe oder Salat.

Eigenurintherapie

Bei der Eigenurintherapie wird der eigene Urin gegen viele Beschwerden therapeutisch eingesetzt. Sie zählt zu den sogenannten Umstimmungstherapien, das heißt, dass im Organismus etwas zum Positiven hin verändert – umgestimmt – wird. Dabei wird der Urin getrunken, in die Haut eingerieben oder injiziert. Die Eigenurintherapie hat sich zur Stimulierung der Abwehr, bei entzündlichen Erkrankungen, zum Beispiel bei Hautausschlägen, sowie als Einreibung gegen Ekzeme und Falten bewährt. Möchten Sie den Urin trinken, empfehle ich den Mittelstrahl des Mor-

genurins (etwa ein drittel bis ein halbes Glas). Die Urin-Kur sollte mindestens drei bis vier Wochen andauern.

Frischpflanzensäfte

In den 30er-Jahren des vorigen Jahrhunderts entwickelte der
Apotheker Walther Schoenenberger aus Magstadt ein schonendes
Verfahren, um aus frischen Heilpflanzen, Obst und Gemüse-
pflanzen naturreine und haltbare Presssäfte (ohne Konservierungsstoffe) herzustellen. Sie sind in Apotheken und Reformhäusern erhältlich. Mittlerweile gibt es ähnliche Säfte auch von anderen Herstellern. Da die Frischpflanzensäfte noch alle wichtigen
Inhaltsstoffe der hautwirksamen Heilpflanzen enthalten, unterstützen sie jede biochemische Behandlung von Hautbeschwerden.

Gesichtsdampfbad

Das Gesichtsdampfbad regt Hautausscheidung und Hautstoffwechsel an. Wird Kamillenlösung zugegeben, hat es einen entzündungshemmenden Effekt. Generell wirken Dampfbäder heilend bei Haut-, Schleimhaut- und Nebenhöhlenerkrankungen.
Für das Dampfbad gießen Sie zwei bis drei Liter kochendes Wasser, dem Sie vorher ein bis zwei Esslöffel einer Kamillenlösung
zugesetzt haben, in eine große Schüssel. Halten Sie Ihr Gesicht in
den aufsteigenden Dampf, dazu bedecken Sie den Kopf mit
einem großen Handtuch. Wenden Sie das Dampfbad etwa 15 Minuten, möglichst zweimal in der Woche an.

Hochfrequenztherapie

Die Hochfrequenztherapie wurde von dem als Universalgenie be-
zeichneten Physiker und Erfinder Nikola Tesla zu Beginn des
20. Jahrhunderts entdeckt. Sie wird auch TEFRA-Hochfrequenz-
therapie genannt (TEFRA, aus »Tesla« und »Franz«, dem deutschen Ingenieur, der das System zusammen mit Tesla auf den
deutschen Medizinmarkt brachte). Über Glaselektroden werden
elektromagnetische Wellen (Hochfrequenz-Ströme) auf den
Körper aufgebracht. Dort erzeugen sie Wärme und erhöhen die
Durchblutung und Sauerstoffversorgung der Gewebe. Die Thera-

GESICHTSSAUNA

Im Elektrofachhandel gibt
es eine Gesichtssauna.
Dies ist ein elektrisches
Gerät, das Wasser erhitzt
und Dampf erzeugt. Dabei
benötigen Sie nur eine geringe Menge Wasser und
entsprechend auch weniger
Kamillenextrakt, der Effekt
ist derselbe.

pie wirkt entzündungshemmend, schmerzstillend und hautstraffend. Sie ist nach einem Einführungsseminar leicht zu Hause anzuwenden (Adressen, siehe Seite 121).

Hormonstatus-Speicheltest

Treten vorzeitige Alterungsprozesse auf, kann dies auf ein hormonelles Ungleichgewicht hinweisen. Auch wenn Sie erheblichen Stress haben, unter Potenzproblemen oder Verlust der Libido (Sexualkraft, -verlangen) leiden oder Schlaf- und Konzentrationsstörungen haben, können die Hormone Ursache sein. Mit einem Speicheltest (Adressen, siehe Seite 121) können Sie bei Ihrem Arzt oder Heilpraktiker Ihren Hormonstatus überprüfen lassen. Dazu wird die Konzentration an freien, also nicht gebundenen Steroidhormonen (Nebennieren-, Geschlechtshormone) gemessen. Im Speichel liegen diese zu 100 Prozent frei vor, im Blut sind nur zwei bis vier Prozent der Steroidhormone frei. Deshalb ermöglichen die Speichelergebnisse eine präzisere Aussage.

Lasertherapie

LASERN
In meiner Praxis habe ich gerade bei Hautproblemen wie Akne und Falten sehr gute Erfahrungen mit dieser Therapie gemacht.

Die Lasertherapie basiert auf Erkenntnissen der Zellforschung. In den Mitochondrien, den Kraftwerken der Zelle, wird über chemische Abläufe Energie erzeugt, die für alle Lebensprozesse wichtig sind. Damit die Mitochondrien ihrer Aufgabe nachkommen können, benötigen sie Lichtenergie. Das Licht, auch das der Sonne, nehmen sie über Antennenpigmente auf. Die Wirkung der Lasertherapie beruht darauf, den Mitochondrien verdichtetes Licht zuzuführen. Dadurch können sie mehr Energie produzieren. Ist der Energiebedarf der Zellen gedeckt, kann die erkrankte Zelle ihre Aufgaben und somit die Selbstheilung bewerkstelligen.

Nahrungsergänzungsmittel

Carnosin verjüngt die Zellen

Carnosin, ein Naturstoff, der aus den beiden Aminosäuren Beta-Alanin und Histidin zusammengesetzt ist, kommt vor allem im Fleisch vor. Deshalb wird bei geringem Fleischverzehr eine zusätzliche Zufuhr empfohlen. Besonders hohe Werte finden sich in Muskel- und Nervenzellen. Im Alter nimmt Carnosin in den Zellen ab, dabei wäre das ausreichende Vorhandensein wichtig. Wissenschaftler haben herausgefunden, dass Carnosin dafür sorgt, dass sich Zellen, vor allem Zellen im Gehirn, häufiger teilen und dadurch nicht so schnell absterben. Dazu muss man wissen, dass Zellen nach einer festgelegten Anzahl von Teilungen sterben. Carnosin schützt vor Alzheimer-Krankheit, Arteriosklerose, grauem Star und oxidativem Stress. Da es verjüngend auf das Bindegewebe wirkt, hält es die Haut elastisch und vermindert die Faltenbildung, Wunden heilen schneller. 500 Milligramm Carnosin täglich werden zur Gesunderhaltung empfohlen.

Procain – Wunderstoff für Haare und Vitalität

Procain wurde früher zur örtlichen Betäubung eingesetzt. Als Ausgangsstoff dient PABA (Para-Aminobenzoesäure, ein Naturstoff und Baustein der Folsäure). Dann entdeckten die Gebrüder Huneke in den 1950er-Jahren, dass Procain bei vielen Beschwerden umstimmend auf den Körper wirkt. Seitdem spritzen Ärzte und Heilpraktiker Procain bei zahlreichen Erkrankungen. Seit vielen Jahren gibt es Procain in Kapselform. Es hilft bei hartnäckigem Haarausfall, frühzeitigem Ergrauen der Haare, schütterem Haar und mangelnder Hautelastizität. In der Regel nimmt man eine Kapsel pro Tag.

Schröpftherapie

Die Schröpftherapie, auch unblutiges Schröpfen oder Schröpfkopfmassage, gründet auf der Theorie, dass bei Krankheiten die Körpersäfte (Blut, Schleim, Galle, Urin) unausgewogen sind. Beim Schröpfen werden Schröpfköpfe (Schröpfglocken) auf die Haut gesetzt, mithilfe eines Gummisaugballs wird im Inneren ein Unterdruck erzeugt, wodurch sich die Haut in den Schröpfkopf saugt. Die darunter liegenden Muskeln und Organe werden stärker durchblutet und Schlackenstoffe abtransportiert. Durch die Stoffwechselanregung und Blutvermehrung wird eine Gewebestärkung erzielt (zum Beispiel bei schlaffem Gewebe).

TIPP

Besprechen Sie mit Ihrem Arzt oder Heilpraktiker, ob Sie Carnosin nötig haben, falls Ihre Haut welk ist.

SCHRÖPFEN

Die Schröpftherapie zählt zu den Aus- und Ableitungsverfahren (ausleiten = ausscheiden, ableiten = Herausleiten zu den Ausscheidungsorganen, zur Haut). Sie regen den Fluss der Körpersäfte (Blut, Schleim, Galle, Urin) an, dadurch werden Schadstoffe ausgeleitet.

Bücher, die weiterhelfen

Carper, Jean:
Wundermedizin Nahrung.
Econ Verlag Düsseldorf

Eberhard, Prof. Lilly:
Heilkräfte der Farben – Farben als Heilmittel, Anwendung in der Praxis.
Drei Eichen Verlag, Hammelburg

Gienger, Michael:
Die Steinheilkunde – ein Handbuch.
Verlag Neue Erde

Königs, Peter:
Kokosfett – Ideal für Genuss, Gesundheit und Gewicht.
VAK Verlag, Kirchzarten

Pilss-Samek, Hannelore:
Straffer Bauch und fester Po.
Kneipp Verlag Österreich, Wien

BÜCHER AUS DEM GRÄFE UND UNZER VERLAG, MÜNCHEN

Bichler, Anne/Rüdiger, Margit:
Heilentschlacken: Kuren bei chronischen Beschwerden

Grillparzer, Marion:
Mini-Trampolin
Schlank & fit im Flug

Grünwald, Dr. Jörg/Jänicke, Christof:
Grüne Apotheke

Heepen, Günther H.:
Der Große GU Ratgeber Schüßler-Salze

Heepen, Günther H.:
Schüßler-Salze typgerecht

Heepen, Günther H.:
Schüßler-Kuren

Heepen, Günther H.:
Quickfinder Schüßler-Salze

Heepen, Günther H.:
Schüßler-Salben

Heepen, Günther H.:
Schüßler-Salze bei chronischen Beschwerden

Heepen, Günther H.:
Schüßler-Salze für die Seele

Heepen, Günther H./Wiedemann, Christina:
Abnehmen mit dem Stoffwechsel-Kick

Kraske, Dr. med. Eva-Maria:
Säure-Basen-Balance

Ruge, Nina/Duve, Dr. Stefan:
Das Geheimnis gesunder und schöner Haut

Thust, Thomas M./Schlett, Dr. med. Siegfried:
Entgiften & entschlacken

Winkler, Nina:
Bauch, Beine, Po intensiv

Zeitschriften, die weiterhelfen

Weg zur Gesundheit
Zeitschrift für Biochemie,
Herausgeber (Probehefte dort anfordern):
WzG Verlag GmbH, In der Kuhtrift 18,
41541 Dormagen,
Internet: www.biochemie-net.de.

Adressen, die weiterhelfen

Homepage des Autors

www.guenther-heepen.com
Informationen über seine Vorträge, Seminare,
Diagnose- und Therapieangebote

Biochemischer Bund Deutschland e. V.

In der Kuhtrift 18, D-41541 Dormagen
www.biochemie-net.de
Seminare, Therapeutenverzeichnis,
Vereinsadressen

Biochemischer Verein Graz

Obfrau: Edith Fetz, Carnerigasse 28, A-8010
Graz; Büro: Ordination Dr. Franz Reinisch,
Keplerstr. 116/1, A-8020 Graz
Anfragen über: www.biochemie-online.de

Schüssler-Verein Schweiz

Präsident: Edwin Schnellmann, Schachenfeldstr.
22, CH-8967 Widen; Sekretariat: Susanne Pan-
caldi, Langmattstr. 28, CH-5064 Wittnau AG
www.schuessler-verein-schweiz.ch

Schüßler-Salze

Deutsche Homöopathie-Union, Postfach 410280,
D-76202 Karlsruhe
www.Schuessler.dhu.de

Birkensaft

Gesundheitsversand Andreas Heine GmbH,
Hauptstr. 16, D-78609 Tuningen
www.g-versand.de

Dolomit-Urgesteinsmehl

Natur & Technik Lauer, Koppenkreutweg 17,
D-73527 Tierhaupten
www.natur-und-technik-lauer.de

Efeu-Lotion und Hamamelis-Extrakt

DEVESA, Dr. Reingraber GmbH & Co. KG,
Heinkelstr. 8a, D-76461 Muggensturm
www.sebexol.de
(Produkte sind erhältlich in Apotheken)

Hochfrequenz-Therapie nach Tesla

TEFRA-Hochfrequenz-Apparate,
Rudolf Messerschmidt GmbH,
Wolzogenstraße 2, D-14163 Berlin
www.tefra-berlin.com
Literatur, Geräte, Seminare, Therapeuten-
anfragen

Hormon-Speichelanalysen und Stuhluntersuchungen

Labor Dres. Hauss,
Kieler Str. 71, D-24340 Eckernförde
www.hauss.de

Lichtwurzel-Öle

Andreashof Jeridin GmbH, Kirchgasse 35,
D-88662 Überlingen
www.andreashof-bodensee.com

Milchsäure-Cremes, -Seifen

Galactopharm Dr. Sanders GmbH & Co. KG,
Südstr. 10, D-49751 Sögel/Emsland
www.galactopharm.de

Naturbelassenes Kokosfett

Medison-Vertrieb.de, Fred Palme, Dorfstr. 18,
D-85238 Petershausen/Asbach
www.medison.org

Schröpf-Sets für die Brust

Fröhle med. techn. Formteile GmbH, Schömberger Str. 82/1, D-72336 Balingen
www.froehle.de

TAS Selbsttest

GIRKA Girulatis & Partner GbR
Forster Str. 90, 03172 Guben
www.apfelbeere.de
Test zur Bestimmung des antioxidativen Status im Körper

Vitiligo-Informationen im Internet

www.vitiligo-expert.com
www.dermallegra.de
www.medilux.de

Register

Kursiv gesetzte Seitenzahlen verweisen auf die Hauptseite dieses Stichworts.

Schüßler-Salze und -Salben

Nr. 1 Calcium fluoratum D12 23, 24
Nr. 2 Calcium phosphoricum D6 25
Nr. 3 Ferrum phosphoricum D12 26
Nr. 4 Kalium chloratum D6 27
Nr. 5 Kalium phosphoricum D6 28
Nr. 6 Kalium sulfuricum D6 28, 29
Nr. 7 Magnesium phosphoricum D6 29, 30
Nr. 8 Natrium chloratum D6 23, 30, 31
Nr. 9 Natrium phosphoricum D6 31, 32
Nr. 10 Natrium sulfuricum D6 32, 33
Nr. 11 Silicea D12 33, 34
Nr. 12 Calcium sulfuricum D6 34

Nr. 13 Kalium arsenicosum D6 35
Nr. 14 Kalium bromatum D6 35
Nr. 15 Kalium jodatum D6 35
Nr. 16 Lithium chloratum D6 36
Nr. 17 Manganum sulfuricum D6 36
Nr. 18 Calcium sulfuratum Hahnemanni D6 37
Nr. 19 Cuprum arsenicosum D6 37
Nr. 20 Kalium Aluminium sulfuricum D6 38
Nr. 21 Zincum chloratum D6 38
Nr. 22 Calcium carbonicum Hahnemanni D6 38
Nr. 23 Natrium bicarbonicum D6 39
Nr. 24 Arsenum jodatum D6 39

Salbe Nr. 1 Calcium fluoratum 19, 25, 33, 71
Salbe Nr. 2 Calcium phosphoricum 19, 25
Salbe Nr. 3 Ferrum phosphoricum 19, 26, 71

Salbe Nr. 4 Kalium chloratum 19, 27, 71
Salbe Nr. 5 Kalium phosphoricum 19, 28
Salbe Nr. 6 Kalium sulfuricum 19, 29, 33, 71
Salbe Nr. 7 Magnesium phosphoricum 19, 30
Salbe Nr. 8 Natrium chloratum 19, 31, 33, 71
Salbe Nr. 9 Natrium phosphoricum 19, 32, 71
Salbe Nr. 10 Natrium sulfuricum 19, 33, 71
Salbe Nr. 11 Silicea 19, 33, 34, 71
Salbe Nr. 12 Calcium sulfuricum 19, 34

Sachregister

A

Abwehrschwäche 25
Achselschweiß *72*
Ackerschachtelhalm 90, 91, 92
Adipositas 32, 33
Adipositas-Kur 79
Aftereinrisse 31, 36
After-Sun-Creme 74

Akne 26, 27, 29, 31, 32, 33, 34,
    35, 36, 38, 39, *48*, 69
–, Ernährungstipps bei 110
Alaun 38
Allergien 43
Aloe vera 87, 91
Aloe-vera-Maske 57
Altersflecken 29, *63*
Aminosäuren 110, 111
Analausschlag *65*
Analfissuren 36
Anti-Pickel-Kur 48, 80
Antischuppen-Haarpackung
    75
Anti-Schwitz-Creme 73
Aphthen 28
Aquajogging 63
Arnika 93
Arsentrijodid 39
Augen, gerötete 37
Augen, geschwollene 37
Augen, tief liegende 34
Augen, tränende 30, 31
Augen, trockene 30, 35
Augenbindehautentzündung
    27, 29
Augenbrennen 30
Augenfältchencreme 43
Augenlider, entzündete 27
Augenlider, Fetteinlagerungen
    43
Augenlider, geschwollene *43*
Augenprobleme 43–44
Ausschlag zwischen Fingern
    und Zehen *101*

B
Bäder 85
–, ansteigende 85
Bänderschwäche 24, 25
Basalschicht 14
Basenbad 47, 85, 103
Basilikum 89
Basissalze 23–34, 9
Bauchfett 81

Beifuß 89
Beine, geschwollene *59*
Besenreiser 23, 25, *59*, 71, 84,
    93
Bewegung 109
Bierhefe 112
Bindegewebe 15, 24
–, Funktionen 36
Bindegewebsschwäche 16, 34,
    44–48, 59–63
Bioverfügbarkeit 10
Birke 93
Birkensaftkur 91
Bittersüßer Nachtschatten 93
Blaue Flecken *61*
Blutergüsse 27, 33, *61*
Blutreinigung 34, 91
Blutreinigungstee 91
Blutstillende Salbe 75
Bocksdornbeere 111
Borretsch 93
Breiauflage 39
Brennnessel 91, 92
Brennnesseltee 44
Brusterschlaffung *61*

C
Carnosin 118
Cellulite 27, 31, 37, *62*, 71
–, Ernährungstipps bei 110
Cellulite-Tee 92
Colortherapie 18, 20
Corium 15
Couperose 27, *44*, 69, 71

D
Dehnungsstreifen *69*
Dermis 15
Dermoroller-Therapie 116
Dolomit-Urgesteinsmehl 116
Doppelkinn *45*

E
Eigenurintherapie 67, 116
Eipackung für Haare 99

Eisen 26, 53
Eisenphosphat 26
Eitersalz 37
Ekzeme 24, 34, 35, 37, 38, 39,
    67, 93
Elastische Fasern 15, 16, 36
Engelwurz 89
Entgiftung 83
Entgiftungssalz 37
Entgiftungstee 92
Entsäuerungstee 82
Entschlackungs-Kur 81
Entzündungen 26, 29
Epidermis 14
Erdrauch 92
Ergänzungsmittel 9, 10, 35–39
–, Dosierung 35
Esche 92

F
Falten 16, 23, 24, 25, 33,
    48–54, 71, 89
Farbbestrahlung 18
Farbtherapie 18, 20
Faulbaum 92
Feigwarzen 27, 33
Fettgeschwülste 25
Fettgewebe 15
Fettleibigkeit 39
Fettsäuren, essenzielle 54
Fettstoffwechselstörungen 32,
    33, 43
Fettverdauung 31
Fettverteilung 81
Feuchtigkeitsregulator 30
Finger, geschwollene 32, 92
Flechten 27
Fließschnupfen 30
Freie Radikale 113
Frischpflanzensäfte 117
Frostbeulen 33
Fuß-Deo 72
Füße, geschmeidige 103
Füße, müde 101
Fußschweiß 34, 38, *72*

G

Gänseblümchen 101
Gefäßschwäche 61
Gesichtsdampfbad 117
Gesichtsfalten *50*
–, Nährstoffe gegen 111
Gesichtsgymnastik 50
Gesichtssauna 117
Gewebeverdickungen 36
Gewebeverhärtungen 36
Glaubersalz 32
Goji-Beere 111
Granatapfel 87

H

Haarausfall 93, 95–96
–, diffuser 35, *95*
–, kreisrunder 28, *96*
–, saisonaler 95
Haare, brüchige 33, 38, *96*
Haare, dünne *96*
Haare, fettige 32, *97*
Haare, graue *98*
Haare, schlecht wachsende *96*
Haare, spröde 26
Haare, struppige 26
Haare, stumpfe 33
Haare und Nährstoffmangel 97
Haare und Vitaminmangel 115
Haare, vorzeitig ergraute 37, 38
Haarkur 99
Haarprobleme 96–98
Haarwachstumsstörungen 26, 38
Hahnemann, Samuel 10
Hamamelis 87
Hamamelis-Schüßler-Salbe 88, 93
Hämorrhoiden 23, 84
Hände, geschmeidige 103
Hängewangen 32
Harnstoff-Salbe 52

Hart- und Weichmacher 23
Haut 13–17
Haut, dünne 34
Haut, empfindliche 26, 30, 31, 34, 35, 38, 71, 87
Haut, entzündete 93
Haut, fahle 27, 28, 30
Haut, fettige 32, 33, *50*, 71, 82
Haut, fleckige 56, 63–65, 87
Haut, großporige 32
Haut, raue 34, 38, 52, 102
Haut, rissige 24, 25, 31, 37, 71
Haut, schlaffe 24, 25, 26, 27, 34, 44, 89
Haut, schlecht heilende 28, 37, 38
Haut, schuppende 29, 35, 88
Haut, trockene 30, 31, 33, 35, 39, *53*, 54, 71, 82, 88, 89, 93, 112
Haut und Vitaminmangel 115
Haut, unreine 29, 32, 71, 80, 88
Haut, welke 24, 25, 26, 26, 28, 35, *53*, 54
Hautalterung 15, 16, 87
Hautaufbau 14, 15
Hautausschlag mit Bläschen 31, 32, 33, *65*
Hautausschlag 25, 27, 67
–, akuter *71*
–, chronischer 29, 71
–, nässender 33, 39, *66*
–, säuerlich riechender 32
Hautbrennen 31
Hauteiterungen 33, 34, 37
Hautentzündungen 26, 27, 34, 37, 38, 39, 39, *69*
Hauterkrankungen, chronisch-hartnäckige 67
Hautflecken, bräunliche 29
Hautflecken, rote *56*
Hautfurchen 35
Hautirritationen 30
Hautknötchen, raue 36

Hautpilz 24, 35, *68*
–, weißschuppiger 31
Hautprobleme 25, 35, 39, 48–54, 87–90
– an Händen und Füßen 101
–, Ernährungstipps bei 110, 113, 114
Haut-Regenerationskur 82
Hautreizungen *69*
Hautrötungen 88
Hautsalbe, straffende 88
Hautschrunden 24
Hautschwellungen 27, 31
Hautstoffwechsel, gestörter 52
Hautstreifen 24, 25, *69*, 71
Hauttypen 17, 19
Hautverletzungen 27, 28, 34, 93
Hautwachstumsstörungen 26
Hautwucherungen 36, 103–104
Heilbeschleuniger 28
Heilpflanzen 87–93
Heilsteine 20, 21
Heiße Sieben 12
Herpes-simplex-Viren 31, 55
Hochfrequenztherapie 117
Holunderblüten 88
Homöopathie 10, 38
Honig 30, 55
Hormone stimulieren 89
Hormonstatus-Speicheltest 118
Hornhaut 24, 25
– entfernen 102
–, harte *101*
–, rissige *101*
Hühneraugen 27, 33, 34, *103*

I

Idealgewicht 81
Insektenstiche 26

J

Johanniskraut 69, 93
Johanniskrautöl 43
Juckreiz 30, 35, 37, 68

K

Kalium-Aluminium-Sulfat 38
Kaliumarsenit 35
Kaliumbromid 35
Kaliumchlorid 27
Kaliumjodid 35
Kaliumphosphat 28
Kaliumsulfat 28
Kalzium 24, 25
Kalziumfluorid 23
Kalziumkarbonat 38
Kalziumphosphat 25
Kalziumsulfat 34
Kalziumsulfid 37
Keimschicht 14
Kieselsäure 33, 53
Klärsalz 32
Klette 91
Kokosfett 112
Kollagen 15, 16, 24, 25, 26, 36, 89
Kopfhaut, schuppige 31, *99*
Kopfhautentzündung 33
Kopfschweiß 39
Krähenfüße *50*, 88
Krampfadern 23, 25, *59*, 60, 84, 93
Kupferarsenit 37
Kupferfinnen 33, 39, 46
Kuren 79–85

L

Lasertherapie 118
Leberwickel 83, 84
Lebertee 92
Lederhaut 15
Leinöl 112
Lidrandentzündungen 27, 29
Lipome 25

Lippen, entzündete 26, 27, *55*, 71
Lippen, rissige *55*, 71
Lippen, spröde 30, 31
Lippen, trockene *55*, 71
Lippenbläschen 71
Lippenherpes 31, 37, *55*
Lippenprobleme 55
Lithiumchlorid 36
Lotionen 11, 24, 75, 105
Löwenzahn 91, 92
Lymphfluss aktivieren 92
Lymphödeme 93
Lymphstau 43, 44

M

Magnesiumphosphat 29
Mangansulfat 36
Masken 57
Melisse 89
Milchsäure 15, 68
Milchschorf 32, 39
Mimikfalten *50*, 71
Mineralsalze 9, 10
Mineralstoffe 111
Mineralstoffmaske 57
Mineral-Zahnpulver 75
Mitesser 32, 71, 80

N

Nachtcreme 54
Nachtkerze 68, 93
Nachtschweiß 31
Nägel, brüchige 34, *104*
Nägel, gerillte *104*
Nagelbettentzündung 34, *105*
Nagelerkrankungen 24, 25, 33
Nagelpflege 107
Nagelpilze 25, 33, *106*
Nagelprobleme 105–106
Nagelwachstumsstörungen 25, 26, 38, 39, 104
Nährstoffmangel 52
Nahrungsergänzungsmittel 118

Narben 24, 25, 36
– entstören 70
–, verhärtete *70*
–, wulstige *70*
Natriumbikarbonat 39
Natriumchlorid 30
Natriumphosphat 31
Natriumsulfat 32
Natron 39
Nesselsucht 28, 35, 37
Neurodermitis 29, 33, 39, 93
Nierenerkrankungen 43
Nierenkur 44
Nierenschwäche 43, 44
Nierentee 92

O

Oberhaut 14, 15, 33
Ödeme 27, 31, 32, 35, 36, 37, 44, 60, 71, 93
Orangenhaut 62
Östrogen 89

P

Packungen 57, 75
Pappel 93
Peeling 49
Pickel 26, 67, 80
Pigmentflecken *63*
Pigmentstörungen 37, 56
Pigmentzellen 15
Procain 119
Pusteln 67

Q

Quecke 93

R

Rasur, Hautschutz-Lotion 75
Rasierverletzungen 88
Regeldosierung 12
Ringelblume 93
Ringelblumenöl 88
Römische Kamille 89
Rosacea 33, 35, 39, *46*, 69, 71

Rosskastanie 93
Rotklee 89
Rotöl 43
Rügener Heilkreide 47

S

Salbei 72, 89
Salbenpflaster 29
Salbenverband 29
Sarsaparille 91
Sauerstoffüberträger 28
Säurebelastung 47
Säurebindung 39
Säureregulator 31
Säureschutzmantel der Haut 15
Schafgarbe 92
Schatten unter den Augen 26
Schleimhautsalz 27
Schnittverletzungen 26, 27, 88
Schröpftherapie 119
Schuppen *99*
Schuppenflechte 24, 29, 33, 35, 37, 39
Schürfwunden 27
Schüßler, Heinrich Wilhelm 8, 9, 10
Schüßler-Drink 11
Schüßler-Lotionen 11, 24, 105
– selbst machen 105
Schüßler-Peeling 49
Schüßler-Puder 66
Schüßler-Salben 11, 13, 19, 23–34
–, Dosierung 12
–, Mischungen 71
Schüßler-Salze 9–11, 13, 23–39
–, Einnahme 10, 12
–, Einnahme im Wechsel 45
–, Potenzwechsel 61
Schwangerschaftsstreifen 24, 25, 69
Schweißausbrüche *73*

Schwitzen 26
–, übermäßiges 31, 38, 39, 72–73
Seborrhö 36, 99
Sehnenschwäche 24, 25
Sehnenverhärtung 24
Silicea-Jojoba-Öl, straffendes 51
Siliziumdioxid 33
Soja 89
Sommersprossen *56*
Sonnenbrand 26, *73*, 93
Spannkraft, nachlassende 51
Spargelwurzel 92
Steinklee 93
Stoffwechsel 90
–, träger 90–92
-tee 92
Striae 24, 69, 71
Subcutis 15
Sulfat-Kur 46, 83
Sulfat-Salze 28
Süßholz 91

T

Tee, entgiftender 92
Tee, entschlackender 92
Tee, hormonstimulierender 89
Tee, stoffwechselaktivierender 91, 92
Teebaumöl-Packung 57
Trampolinspringen 109
Tränensäcke *44*

U

Übergewicht 39, 79
Unterhaut 15, 33
Unterschenkelschwellung 71

V

Venenerweiterungen 59
Venengymnastik 60
Venen-Kur 84
Venenlotion 59
Venenprobleme 93

Venenwippe 60
Verbrennungen 26, 27
Verstopfung 65
Virginische Zaubernuss 87
Vitamine 111, 115
Vitiligo *64*
Vollbäder 85, 89

W

Wangen, schlaffe *47*, 71
Wangenröte 44
Warzen 33, 71, *104*
–, harte 23, 24, 103
–, weiche 23, 24, 103
Wasser 112
Weißfleckenkrankheit 64
Wildes Stiefmütterchen 93
Wulstnarben 23, 25, 70
Wundheilung, gestörte 27, 33, 38

Z

Zahnfleischbluten 28
Zahnpulver 75
Zink 53
Zinkchlorid 38
Zinksalben 38
Zinnkraut 47, 90, 91, 93
Zinnkrauttee 90

Impressum

Projektleitung: Barbara Fellenberg

Lektorat: Angelika Lang

Bildredaktion: Henrike Schechter

Layout: independent Medien-Design, Horst Moser; München

Herstellung: Christine Mahnecke

Satz: Uhl + Massopust, Aalen

Reproduktion: Repro Ludwig, Zell am See

Druck: Firmengruppe APPL, aprinta druck, Wemding

Bindung: Firmengruppe APPL, sellier druck, Freising

ISBN 978-3-8338-1949-0

1. Auflage 2010

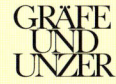

Ein Unternehmen der
GANSKE VERLAGSGRUPPE

Bildnachweis

Corbis: S. 40/41; DHU: S. 22; F1 Online: S. 76/77; Getty: Cover, U4 li., U2/S. 1, S. 6/7, S. 94, Folder; Jump: S. 8, S. 42, S. 78; Masterfile: S. 3, S. 58; Medical art service, Ingrid Schobel: S. 14; Plainpicture: S. 100; Stockfood: S. 108; Weber, Marcel: S. 2, S. 86, U4 re.

Syndication: www.jalag-syndication.de

Umwelthinweis

Dieses Buch wurde auf chlorfrei gebleichtem Papier gedruckt. Um Rohstoffe zu sparen, haben wir auf Folienverpackung verzichtet.

Wichtiger Hinweis

Die Gedanken, Methoden und Anregungen in diesem Buch stellen die Meinung bzw. Erfahrung des Verfassers dar. Sie wurden vom Autor nach bestem Wissen erstellt und mit größtmöglicher Sorgfalt geprüft. Sie bieten jedoch keinen Ersatz für persönlichen kompetenten medizinischen Rat. Jede Leserin, jeder Leser ist für das eigene Tun und Lassen auch weiterhin selbst verantwortlich. Weder Autor noch Verlag können für eventuelle Nachteile oder Schäden, die aus den im Buch gegebenen praktischen Hinweisen resultieren, eine Haftung übernehmen.

Die GU-Homepage finden Sie im Internet unter www.gu.de

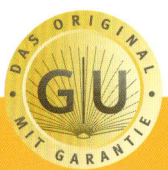

Unsere Garantie

Mit dem Kauf dieses Buches haben Sie sich für ein Qualitätsprodukt entschieden. Wir haben alle Informationen in diesem Ratgeber sorgfältig und gewissenhaft geprüft. Sollte Ihnen dennoch ein Fehler auffallen, bitten wir Sie, uns das Buch mit dem entsprechenden Hinweis zurückzusenden. Gerne tauschen wir Ihnen den GU-Ratgeber gegen einen anderen zum gleichen oder zu einem ähnlichen Thema um.

Liebe Leserin und lieber Leser,

wir freuen uns, dass Sie sich für ein GU-Buch entschieden haben. Mit Ihrem Kauf setzen Sie auf die Qualität, Kompetenz und Aktualität unserer Ratgeber. Dafür sagen wir Danke! Wir wollen als führender Ratgeberverlag noch besser werden. Daher ist uns Ihre Meinung wichtig. Bitte senden Sie uns Ihre Anregungen, Ihre Kritik oder Ihr Lob zu unseren Büchern. Haben Sie Fragen oder benötigen Sie weiteren Rat zum Thema? Wir freuen uns auf Ihre Nachricht!

GRÄFE UND UNZER VERLAG
Leserservice
Postfach 86 03 13
81630 München

Wir sind für Sie da!
Montag–Donnerstag: 8.00–18.00 Uhr
Freitag: 8.00–16.00 Uhr
Tel.: 0180 - 500 50 54*
Fax: 0180 - 501 20 54*
E-Mail: leserservice@graefe-und-unzer.de

*(0,14 €/Min. aus dem deutschen Festnetz,
 Mobilfunkpreise maximal 0,42 €/Min.)

Neugierig auf GU?
Jetzt das GU Kundenmagazin und die GU Newsletter abonnieren.

Wollen Sie noch mehr Aktuelles von GU erfahren, dann abonnieren Sie unser kostenloses GU Magazin und/oder unseren kostenlosen GU-Online-Newsletter. Hier ganz einfach anmelden:
www.gu.de/anmeldung

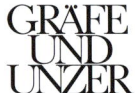

Ein Unternehmen der
GANSKE VERLAGSGRUPPE